现代临床实用医学

主编◎ 李亚宁 等

中国纺织出版社

图书在版编目（CIP）数据

现代临床实用医学 / 李亚宁等主编. --北京：中国纺织出版社，2018.12（2023.5 重印）
ISBN 978-7-5180-5798-6

Ⅰ.①现… Ⅱ.①李… Ⅲ.①临床医学 Ⅳ.①R4

中国版本图书馆CIP数据核字(2018)第279338号

策划编辑：樊雅莉　　责任校对：韩雪丽　　责任印制：王艳丽

中国纺织出版社出版发行
地址：北京市朝阳区百子湾东里A407号楼　邮政编码：100124
销售电话：010-87155894　传真：010-87155801
http：//www.c-textilep.com
中国纺织出版社天猫旗舰店
官方微博http://weibo.com/2119887771
大厂回族自治县益利印刷有限公司印刷　各地新华书店经销
2018年12月第1版　2023年5月第2次印刷
开本：787×1092　1/16　印张：10.25
字数：225千字　定价：68.00元

《现代临床实用医学》
编委会

主　编

李亚宁　威海市立第三医院
吕　佳　威海市立第三医院
徐书芬　山东省聊城市东昌府区中医院

副主编

刘晓平　威海市环翠区张村镇卫生院
刘　辉　威海市立第三医院
邵兰清　威海市立第三医院
高雪飞　山东省威海市妇幼保健院
刘秀芳　威海市立第三医院
董佳慧　威海市立第三医院

编　委

郭成成　威海市立第三医院
邹晓红　威海市立第三医院
孙晓芳　威海市立第三医院
王丽娜　威海市立第三医院
任慧军　威海市中医院
王　艳　威海市妇幼保健院

前　言

近年来，医学的发展日新月异，医学理论不断创新，新理论、新技术不断涌现。随着人们对疾病的认识不断深化，有些疾病的诊断和治疗规范，以及护理技能也在不断改变中。为了适应现代医学的快速发展，我们编写了这本《现代临床实用医学》。

本书的编者以各自的临床实践经验和体会为基础，并参考国内有关书籍和文献，详细总结、深入思索并加以汇总、提炼而成。本书共分六章，内容实用、简明、详尽且新颖，对临床常见病和多发病的诊断和治疗具有指导意义，适合我国各级临床医生，尤其是低年资医生、研究生、实习医生、实习护士阅读参考。

由于我们的水平有限及编写时间仓促，书中错误或不当之处在所难免，敬请广大读者批评和指正。在此，特向关心和支持本书出版的专家和同行致以诚挚的感谢。

编　者

2018 年 10 月

目 录

第一章 外科麻醉

第一节 颅脑外科麻醉

一、颅脑手术麻醉特点

(1)颅脑手术麻醉应注意颅脑生理的维护,重视颅内压、脑血流、脑氧供需平衡和灌注压的相互关系和调节。注意药物、$PaCO_2$、PaO_2 变化对脑生理功能的影响。

(2)颅脑手术麻醉应注意的问题

1)麻醉前用药以不影响呼吸、不增加颅内压为原则。

2)麻醉诱导应保证患者平稳无呛咳,无颅内压增高。

3)麻醉药物选择应以能降低颅内压和脑血流为准,术后无苏醒延迟和呼吸抑制。

4)麻醉中应保持呼吸道通畅,避免缺氧和二氧化碳蓄积。

5)颅内高压患者麻醉手术中应用脱水药有助于减轻脑水肿、降低颅内压。

6)行坐位手术的患者应警惕空气栓塞和脑缺血、缺氧。

7)限制液体入量:输液以平衡液或生理盐水为主,给予必要的胶体液,依有无高热、脱水、血液浓缩及病情,掌握液体入量。一般不输糖,因糖代谢产生水,可加重脑水肿。输血根据失血量而定。失血量在20%以下,血红蛋白高于70g/L者可输血浆代用品。

8)在缺血时,糖皮质激素能抑制毛细血管通渗性,有稳定溶酶体酶的作用,并能改善脑代谢,对脑水肿有一定防治作用。但大剂量应用可导致感染率增加、消化道溃疡出血等并发症。

二、麻醉前准备

1.病情评估

依据病史及体格检查判断病情对患者麻醉选择与管理极为重要。

(1)神志:意识障碍与脑损伤程度相关。脑皮质缺氧及脑干网状结构受损,可出现程度不同的意识障碍,如躁动不安、淡漠、呆板、嗜睡、昏迷。

用Glasgow昏迷计分判断昏迷程度,计分相加正常为15分。7分以下,持续时间6h以上,说明脑损害或严重损害,麻醉危险性大。深昏迷患者开颅手术死亡率高,只要保持呼吸道通畅,呼吸交换量正常则无须深度麻醉或仅需局部麻醉。浅昏迷患者应注意有无不自主活动、躁动、肌张力增高,入手术室后应予以固定,以防坠床。

(2)瞳孔:瞳孔由小变大且固定不变,或在未使用阿片类药的患者,瞳孔缩小如针尖大,说明脑干受损。单侧瞳孔对光反射减弱或消失或瞳孔不等大时,提示有颞叶沟回疝。双侧瞳孔扩大,对光反射消失,提示为枕骨大孔疝。如两侧瞳孔不等大,提示小脑幕切迹疝。

(3)患者如伴有头痛、眩晕、呕吐、视神经盘水肿,后期出现昏迷、呼吸及循环紊乱,说明有颅内高压。

(4)纠正水、电解质失衡:颅脑疾患者摄入量少,如伴颅内高压行脱水、利尿治疗,易造成血容量不足、低钾血症。低钾血症患者术前应补充氯化钾,并置导尿管观察尿量、尿比重。

(5)体温:中枢系统疾病,如伴高热,术前应控制体温,降低耗氧量。

2.麻醉前用药

麻醉前一般不用镇痛、镇静药和抗胆碱药,以防呼吸抑制,颅内压升高。

3.麻醉方法选择

麻醉方法应依患者病情轻重、手术规模及患者神志情况决定。

(1)局部麻醉:适用于神志清楚、手术时间短、不影响呼吸中枢的手术,如硬膜外血肿、单纯脑室引流。

深昏迷危重患者疼痛反应减低,可放置口咽通气道,面罩给氧,局部浸润麻醉,必要时给予镇静监护,但应注意呼吸抑制。

(2)全身麻醉:不适合局部麻醉的患者均可选用静-吸复合全麻或全静脉麻醉。

三、麻醉中管理

1.呼吸管理

保持气道通畅,防止气管导管堵塞、扭曲,保持适当麻醉深度。术中避免呛咳、支气管痉挛,彻底清除气道分泌物,控制呼吸,潮气量为 8~10mL/kg,呼吸频率 10~14 次/分,$PaCO_2$ 保持在 30mmHg 左右。

2.循环管理

保持循环功能稳定,避免血压过高或过低。对于较大的脑膜瘤、动静脉畸形,为减少术中出血,可行控制性降压。

3.脱水

颅骨钻孔时快速静脉滴注甘露醇 1~2mg/kg,可于 10min 起效,持续 1~2h。

4.围术期血液保护

有机结合术前贮血、血液稀释、止血药物、术野血回收、成分输血等血液保护措施。

四、术后管理

(1)术终应保持一定麻醉深度,以免血压升高,颅内压升高。

(2)给患者拔管时应避免明显呛咳、憋气,在有一定麻醉深度时清除气道分泌物,拔除气管插管,放置口咽通气道,用面罩给氧。有条件者应送入麻醉后恢复室,待各项生理指标正常后送回病房。重症患者应回 ICU 监测治疗。

(3)术终血压过高可用压宁定、硝酸甘油适当降压。

(4)无麻醉后恢复室时,拔管后应观察 10~20min,患者呼吸、循环稳定,唤之睁眼,呼吸空气时,PaO_2 在 90%以上方可送回病房;必要时带气管导管回病房。

第二节　颈部手术的麻醉

颈部手术主要包括颈部肿瘤、甲状腺和甲状旁腺疾病、颈部淋巴结疾病、先天性畸形、颈椎疾病、血管性疾病以及外伤等的手术。因毗邻气管、颈部大血管和神经，部分甲状腺和甲状旁腺疾病还伴有内分泌的变化，故手术和麻醉处理有一定的难度。

麻醉方法选择：全麻常用；颈丛多用于短小手术；局部麻醉（局麻）用于小手术；颈部硬膜外阻滞和针麻，也可选用。

一、颈丛神经阻滞麻醉

（一）颈丛神经阻滞麻醉术前准备

（1）对患者全身状况进行术前评估，以了解器官与系统的功能状态。

（2）了解病变与气管的位置关系，重点了解是否有气管压迫、对呼吸有无影响以及影响的程度。

（3）了解病变与颈部血管的关系，评估术中出血的风险程度。

（二）颈丛神经阻滞麻醉注意事项

（1）颈丛神经的周围有椎动脉，深处还有硬膜外隙和蛛网膜下隙，穿刺时需特别注意，切忌将针尖向内后侧穿入过深；注药前必须回吸，无血液和脑脊液回流方可注药，并且保持位置不变，每注射 1～2mL 回抽一次，观察有无血液或脑脊液回流。

（2）颈部胸锁乳突肌下面为颈总动脉，在甲状软骨平面分为颈内、外动脉，在分叉处即是颈动脉窦，有维持机体血流动力学稳定的压力感受器。颈丛阻滞后可能由于颈动脉窦压力感受器反射的抑制而引起血压升高，特别是甲状腺手术更为多见，应引起重视。应备用艾司洛尔、尼卡地平等。

（3）双侧颈深丛阻滞麻醉时有可能阻滞双侧膈神经和（或）双侧喉返神经而引起呼吸抑制，原则上应避免双侧颈深丛阻滞。如必须行双侧颈深丛阻滞麻醉，则应先阻滞一侧颈深丛，观察 15～20min 后，如果未出现膈神经阻滞情况，再行对侧颈深丛阻滞麻醉。

（4）对阻滞麻醉效果确切、自主呼吸充分的患者，如其情绪紧张或有体位不适等难以耐受时，可辅以小剂量镇静、镇痛药物。但在阻滞麻醉效果不佳、难以满足手术要求，而且又不能有效控制气道的患者，切忌反复加用镇静、镇痛药物，以免发生呼吸抑制，引起不良后果。在此种情况下，应及时改行气管内插管全身麻醉。

（5）颈部富含血管、神经和感受器，手术刺激或牵拉常导致循环和呼吸功能紊乱，麻醉期间应密切监测并采取有效措施加以防治。

（6）甲状腺的血液供应十分丰富，手术期间或术后易发生出血，严重者可致呼吸道梗阻。

（7）来自迷走神经的喉返神经支配声带的活动，喉上神经的内支支配喉黏膜感觉，其外支则支配环甲肌运动，使声带紧张。手术操作若损伤喉返神经则可造成声音嘶哑，甚至呼吸困难。

（8）器质性心脏病、高血压、冠状动脉病变、糖尿病病人的局麻药内禁用或慎用肾上腺素。

二、全身麻醉

(一)全身麻醉操作要点

(1)颈动脉手术中,特别在实施颈内(总)动脉阻断期间,应监测脑供血和中枢神经功能变化。脑电图描记、脑干诱发电位、脑血流多普勒测定仪、脑氧饱和度监测仪以及颈内静脉氧分压测定等,均可从不同侧面评价脑血供情况。

(2)麻醉诱导和建立人工气道

1)在无强迫体位、无呼吸道受累的颈部病变手术患者,麻醉诱导和气管插管可按常规方案进行。

2)对于有气管受压,特别是已出现呼吸困难的患者,宜在充分表面麻醉的条件下,行清醒气管插管;或是在适度镇静、镇痛复合表面麻醉的条件下,行“遗忘镇痛慢诱导”气管插管。估计术后还需较长时间带管的患者,应行经鼻气管插管。

3)对估计有“困难气道”的患者,可选用纤维支气管镜、硬纤维喉镜、插管型喉罩、可视插管型喉罩等特殊气管插管器械予以解决。

(3)麻醉维持吸入麻醉、全静脉麻醉以及静-吸复合麻醉均可有效、安全地用于颈部手术的麻醉维持,但在某些特殊手术中,药物选择具有特殊性。

1)甲状腺功能亢进症和甲状旁腺功能亢进症患者不宜使用氯胺酮。

2)如术中需借助神经刺激仪识别神经,则不宜使用肌肉松弛药。

3)小儿斜颈手术因术后需使用石膏固定,故麻醉维持应选用可控性好、恢复快而平顺的药物,以免麻醉恢复期发生恶心、呕吐时因头部固定发生误吸。

4)在某些出血风险较大的手术,术中可使用控制性降压以减少失血。

(4)麻醉恢复

1)手术结束后,应待患者完全清醒、咽喉保护性反射恢复后方可考虑拔除气管导管。

2)由于诸多因素影响,部分患者拔除气管导管后,可能出现急性呼吸道梗阻。为预防此种严重并发症,必须等患者完全清醒后,首先将气管导管退至声门下,观察患者呼吸道是否通畅、呼吸是否平稳。如果情况良好,则可考虑完全拔除气管导管,并继续观察是否出现呼吸道梗阻。

3)麻醉恢复期拔除气管导管时,多种因素可能导致气道梗阻,如血肿压迫、气管塌陷、双侧喉返神经损伤以及喉头水肿、喉痉挛等。故在拔除气管导管的同时,应准备好再次建立人工气道(气管插管或切开),包括药品、器具和心理的准备。

4)对于发生气道梗阻风险较大的患者,应保留气管导管至术后24h,经治疗、处理后,再考虑拔除气管导管。

(二)全身麻醉注意事项

(1)为防止术中导管受压变形导致呼吸道梗阻,应选用带有金属环丝的“加强型气管导管”。

(2)对有呼吸道狭窄的患者,应多准备几种型号的气管导管;气管插管的前端应越过狭窄部位;导管插入时应轻柔,以免损伤气管,特别是软化和变薄的气管壁更易被损伤。

(3)颈部手术在分离、牵拉或压迫颈动脉窦时,可引起血压降低、心动过缓,甚至心搏骤停。

术中为了避免此严重并发症的发生,可用少许局麻药液在颈动脉窦周围行浸润阻滞;一旦出现此并发症,应立即停止手术,并静脉注射阿托品,必要时采取心肺复苏措施。

(4)在颈动脉手术中,常需暂时阻断颈总动脉或颈内动脉,但阻断时间不应长于20min。阻断期间,应采用前述监测方法监测脑血流和中枢神经功能;阻断期间,应避免过度通气,并适当增加动脉压,以利于颅内侧支循环的血流灌注。

(5)甲状腺功能亢进症患者使用肌肉松弛药时应特别慎重,因甲状腺功能亢进症患者常合并有肌病或肌无力。肌肉松弛药应选用对心血管影响小、作用时间短的药物。术后应尽量避免出现肌肉松弛药的残余作用。如需对肌肉松弛药的残余作用进行拮抗时,也应避免使用阿托品而改用格隆溴铵联合抗胆碱酯酶药。

(6)甲状旁腺功能亢进患者尽管存在肌无力症状,但由于高钙血症,对非去极化肌肉松弛药有抵抗效应,而对去极化肌肉松弛药可能敏感。故术中应注意神经-肌肉接头功能的监测,并以此指导肌肉松弛药的使用。

(7)在颈部椎管狭窄手术,颈部脊髓在解除压迫后,术后有发生反应性水肿的可能,特别是在术前脊髓受压比较严重的患者。手术时需与手术者及时沟通,了解发生此并发症的风险程度。必要时保留气管导管至术后24～48h,经激素、脱水等治疗,待水肿减轻或消除后,再考虑拔除气管导管。

第三节　开胸手术和肺切除术的麻醉

开胸非心脏手术的麻醉人们已积累了许多经验,认识到由于患者体位的改变,开胸后胸内压力的变化,纵隔移位及单肺通气等对呼吸功能的影响及其病理生理的变化。虽然现代麻醉技术可能为开胸手术提供有利条件和安全保障,但对术中的监测与麻醉管理提出了更高的要求。

一、术前患者的评价及准备

(一)患者的评价

术前评价的重点是围绕患者呼吸和心血管等重要器官的功能状况,对围术期心肺功能障碍的危险性做出判断,降低术后并发症的发生率。

1.病史

首先注意患者有无呼吸和心血管系统的疾病史、症状与体征。呼吸疾病的重要征象有咳嗽咳痰、分泌物异常增多、呼吸困难、支气管痉挛、胸痛、咯血等。

(1)咳嗽咳痰:为非特异性症状,多因呼吸道受刺激而致支气管分泌物增多,应注意询问咳嗽开始和持续的时间以及严重程度,痰的量、颜色和黏稠度。黄或绿痰伴有恶臭说明呼吸道感染的存在,术前应给予雾化吸入,稀释痰液,还要应用抗生素控制感染,体位引流有利于痰的咳出。

(2)呼吸困难:为特异性的症状,说明病情较重。提示呼吸道的任何部位存在狭窄、痉挛或梗阻。发生阻塞性呼吸困难,表现为呼吸运动增强,呼吸时相延长,呼吸频率发生改变,由于机体缺氧可伴有心搏加快。心脏病如左心衰、肺水肿也可出现心源性呼吸困难。必须注意呼吸困难出现及持续的时间、严重程度，一年中变化规律和诱因。哮喘者要询问过敏原，术前用支气管扩张药(氨茶碱)治疗。气管受压或者移位也是引起呼吸困难的原因之一，术前要充分估计气管插管的难度，必要时可选择清醒气管插管术。

(3)咯血：由于炎症、结核或肿瘤的侵犯，腐蚀了肺支气管血管导致肺内出血。急性大咯血常常阻塞呼吸道而引起窒息，该类患者麻醉诱导过程中应始终保持呼吸道通畅。

(4)吸烟史：长期吸烟者，术后易患肺部并发症。应询问吸烟史、时间长短、每天的吸烟量，术前戒烟至少两周。

此外，要正确评价患者心血管的功能状况及代偿能力。下列情况会增加麻醉的风险，应给予高度重视：高血压、糖尿病、肥胖、心脏病(心肌缺血或心律失常)、心力衰竭。

1)高血压：原发性高血压患者血压持续高于180/110mmHg时，麻醉和手术的危险性显著增加。同时，与高血压是否累及心血管、脑、肾器官功能及其严重程度有关。高血压患者术前未得到有效的控制，术中极易发生心衰和脑血管意外。

2)糖尿病：此类患者存在代谢紊乱、心血管及肾脏等重要器官的病变以及易受感染等危险因素，麻醉和手术可促使原有病情恶化，增加手术的危险性和死亡率。术前空腹血糖应控制在8mmol/L(144mg/dL)左右，最高不超过11mmol/L(198mg/dL)。除非急诊手术，术前必须控制酮体达阴性，防止手术应激下发生酮症酸中毒，以致发生不可逆性的昏迷。

2.体检

(1)呼吸功能：应特别注意有无发绀，呼吸的频率及方式，呼吸时间是否延长，有无支气管痉挛、端坐呼吸和三凹征，胸部触、叩、听诊的其他发现。

(2)心血管功能：慢性肺疾病患者要注意右心衰和肺动脉高压的检查：①胸骨右缘隆起。②全身水肿。③肝大。④颈静脉怒张。⑤肝颈回流征阳性。⑥有固定增强的肺动脉瓣第二心音。⑦胸骨左缘奔马律。

3.实验室检查及特检

除肝肾功能及常规检查外，术前应查动脉血气分析，了解肺换气功能。

心电图对于所有胸腔手术的患者都是必不可少的，必要时还需做24小时长程心电图检查。肺动脉高压者可能出现右心负荷过重的征象：①P波＞0.25mV。②电轴右偏。③右心室肥大。④完全或不完全右束支传导阻滞。

所有开胸手术术前需拍正、侧位胸片，必要时加拍断层胸片、CT或MRI，以了解下列问题：①气管受压及偏移的程度(估计插管的难度或呼吸道通畅度)。②肺不张或肺水肿(影响气体的交换)。③肺大疱(破裂或挤压邻近组织)。④肺脓肿(有向健侧肺扩散的危险)。

4.肺功能检查

(1)肺功能简易估计法：①屏气试验：大于30秒说明肺储备功能好，麻醉无危险。②吹气试验：嘱患者深吸气，然后用力快速呼气，能在3秒内全部呼出者，提示肺功能良好。

(2)肺功能测定法：通过测定最大通气量(MVV)、肺活量(VC)、第一秒用力呼气量(FEV_1)、残气量/肺总量比值(RV/TLC)、肺弥散率(dL)结合血气分析，来判断肺功能及手术的危险性。

(二)术前准备

常见开胸手术后的并发症有呼吸功能不良、肺不张、肺炎和支气管痉挛等,术前采取有效的预防措施,可降低肺部并发症的发生率和患者的死亡率。

控制急性呼吸道感染和治疗慢性肺疾病很有必要。对于呼吸道疾病患者来说,完整的术前呼吸道准备策略包括6个方面。

1.戒烟

至少两周。

2.扩张气道

(1)β_2 受体激动药,如沙丁胺醇。

(2)异丙托溴铵:尤其是对于严重的COPD患者。

(3)吸入肾上腺皮质激素:当支气管痉挛严重时需注射用药。

(4)色甘酸钠:必须在支气管痉挛前使用。

3.稀释分泌物

(1)呼吸道水化(湿化器/雾化器)。

(2)充分补水。

(3)黏液溶解剂和祛痰剂。

4.排出分泌物

(1)体位排痰。

(2)咳嗽训练。

(3)胸部理疗(胸部拍打和振动)。

5.其他治疗

(1)抗生素:在有脓痰或支气管炎时使用。

(2)抗酸剂:若有症状性反流时使用 H_2 受体阻滞药和质子泵抑制药。

6.加强教育,增加术后护理的依从性

(1)心理准备。

(2)术前呼吸功能训练。

(3)术前锻炼。

(4)增加或减少体重。

(5)稳定其他病理情况。

慢性阻塞性肺疾病(COPD)等导致的肺心病患者,以右室和肺动脉高压为特点,术前应静卧,低浓度(25%~35%)、低流量吸氧,慎用利尿药。肺心病患者应用洋地黄治疗后可以发生较大变化,无明显心力衰竭表现者术前48小时应停药,以防洋地黄中毒。

二、麻醉的实施

(一)术前用药

胸腔手术的患者麻醉前用药要考虑患者的年龄、体质、病情及麻醉方法的差异,在用药的种类、时间和给药途径上应个体化。术前晚可依患者的精神状态,给予口服地西泮(安定)5~10mg或肌内注射10mg促其入睡。

肺功能好的患者应常规给予术前用药,短小手术术前不用长效镇静药,已有低氧血症(PaO_2＜75mmHg)和高碳酸血症($PaCO_2$＞46mmHg)者,术前禁用有呼吸抑制作用的药物。阻塞性肺疾病者,抗胆碱药(阿托品)不作常规应用,防止呼吸道干燥而不利于排痰。

(二)麻醉选择

开胸手术及麻醉常严重干扰呼吸、循环系统的正常生理功能,处理稍有不当,极易发生严重并发症和意外。因此,术前正确评价患者情况,合理选择麻醉方法、用药时机、剂量及组合是麻醉成败的关键。

全身麻醉(全麻)控制呼吸是开胸术的最佳选择。全麻药物的选择应以安全、镇痛效果好、对中枢神经和心血管系统抑制轻,术毕苏醒快,无组胺释放、对呼吸无刺激、不增加分泌物为原则。常用的药物有以下四类。

1.吸入麻醉药

氧化亚氮(N_2O)、恩氟烷、异氟烷、七氟烷、地氟烷。

2.静脉麻醉药

咪达唑仑、依托咪酯、丙泊酚、氯胺酮、硫喷妥钠。

3.镇痛药

吗啡、芬太尼、阿芬太尼、舒芬太尼、瑞芬太尼。

4.肌肉松弛药

泮库溴铵、维库溴铵、罗库溴铵、哌库溴铵、阿曲库铵。

(三)术中监测

根据手术方式、术前肺病的危重程度和循环系统的功能状况而定。对于无手术难度的健康患者基本监测项目有:ECG、血压、脉搏血氧饱和度、$P_{ET}CO_2$、心前区或食管内听诊器、气道压。对于特殊操作的健康患者或者给予常规操作但情况不佳的患者,应增加有创动脉血压及中心静脉压监测,定期进行血气分析。对于高危患者或者难度大的特殊手术,可插入 Swan-Ganz 导管测量肺动脉压力和心输出量,计算出肺血管阻力,监测混合静脉血气分析。

(四)手术的体位和开胸后对呼吸的影响

开胸手术多采取侧卧位,患侧在上,健侧在下,全麻后无论有无自主呼吸,主要通气由健肺转向患侧肺,加上纵隔的重力作用影响了健肺的扩张,结果是患肺通气好血流差,相反健肺通气差而血流灌注好。开胸后空气进入一侧胸腔,负压消失,两则胸膜腔压力发生了变化,随即带来了一系列呼吸和循环的异常变化,如纵隔的摆动、反常呼吸、循环障碍、体热与体液丧失和对神经调节功能的影响,这些病理生理改变相互影响,危及患者的生命。

三、单肺麻醉

单肺麻醉是将两肺的通气分开,术侧肺不再通气和活动,而健侧肺单独通气但分钟通气量减少。这需要依靠双腔支气管导管和机械通气来完成。然而,单肺麻醉可引起一系列的功能变化,麻醉医生对这种技术要有足够的认识。

(一)病理生理

单肺麻醉不可避免地产生肺内动、静脉分流,部分未经氧合的血流入左心而导致低氧血症。由于 CO_2 弥散系数是 O_2 的 20 倍,只要保证健侧肺良好通气,CO_2 的排出一般不受影响。

机体缺氧可诱发低氧性肺血管收缩反应，导致肺血管阻力增加，应采取措施加以预防。

（二）单肺麻醉的适应证

1.绝对适应证

（1）隔离一侧肺以避免污染：①防止感染播散到健肺（肺脓肿）。②大咯血（支气管扩张）。

（2）控制通气：①支气管胸膜瘘。②单侧肺囊肿或肺大疱。③气管、支气管断裂或重建术。

（3）单肺灌洗：肺泡蛋白沉积症。

2.相对适应证——利于外科手术暴露

（1）胸主动脉瘤手术。

（2）全肺或肺叶切除术。

（3）食管手术。

（4）胸腔镜手术。

（5）纵隔手术。

（三）单肺麻醉的实施

单肺麻醉绝大多数需插入双腔支气管导管，少数情况采用支气管导管或支气管填塞管。

1.支气管填塞器

主要用于小儿，一般只是气管导管通气，而支气管填塞器（如支气管填塞气囊）部分则不通气。导管位置的正确放置要借助于纤维支气管镜来完成。

2.支气管导管

支气管导管的放置多借助纤维支气管镜，它的管径较大，气道阻力较小。缺点是支气管导管对位不易，右侧插管常堵塞右上叶支气管开口而致通气不良，手术侧支气管不能吸痰，因此，已被双腔支气管导管所代替。

3.双腔支气管导管的选择及应用

是单肺麻醉时最为常用的导管，操作简单，通过远端的支气管气囊将两肺隔离。隔离效果好，根据需要可对两侧肺行不同的通气方式。常见的双腔支气管导管有：带有隆突钩的Carlens管（左35、37、39、41Fr）和White管（右35、37、39、41Fr），不带隆突钩的Robertshaw管（左、右双腔管）。了解双腔支气管导管的内外径，对于导管型号的选择及对位时选择合适粗细纤支镜很有帮助。

左、右双腔管的选择：

（1）插左双腔管行左肺通气用于右肺手术。

（2）插左或右双腔管行右肺通气用于左肺手术。

由于右双腔管行右侧支气管插管，有可能堵塞右上肺叶开口而通气不良，因此，左侧双腔支气管导管较常用于单肺麻醉。

双腔管插入后，双侧肺分别通气，可通过听诊确定导管对位，或者采用纤支镜进行对位。术中因体位变化及手术牵拉均可引起导管位置变化。关于左侧双腔管的位置，主要有三种异常：插入过深（两侧导管均进入左侧主支气管）；插入过浅（两侧导管均在气管内）；进入右主支气管（左侧导管进入了右主支气管）。

根据临床征象判断双腔管的位置良好，使用纤支镜将发现有高达78%的位置不当。纤支镜判断左侧双腔管位置准确时表现为:通过右侧管直接观察到气管隆嵴,左侧支气管蓝色套囊上缘刚好位于左主支气管入口,通过左侧管可见左上肺与左下肺支气管开口。纤支镜判断左侧双腔管位置准确时表现为:通过左侧管直接观察到气管隆嵴,通过右侧管右上肺通气孔看到右上侧肺开口。

单肺通气时由于气体交换障碍和肺动静脉分流量增加易导致低氧血症。单肺麻醉的通气管理:

(1)尽可能地使用双肺通气。

(2)吸入氧浓度 FiO_2 为 1.0。

(3)单肺通气潮气量 8~10mL/kg,调整呼吸频率使 $PaCO_2$ 在 40mmHg。

(4)监测气道压,检测动脉血气,以调整单肺通气的效果。

单肺期间低氧血症的处理:

(1)纤维支气管镜检查双腔管的位置。

(2)检查血流动力学状态。

(3)上侧肺加用 CPAP 5~10cmH_2O 持续吹氧。

(4)下侧肺加 PEEP 5cmH_2O。

(5)全肺切除术者,术侧肺动脉尽早离断,消除肺内右向左分流,$PaCO_2$ 即可降低。

(6)缩短单肺通气的时间,间歇双肺通气。

4.使用双腔支气管导管的并发症

(1)喉头损伤(Carlens 管尤其明显)。

(2)导管的位置不正,影响通气。

(3)气管或支气管破裂。支气管套囊充气过多和压力过高是气管、支气管撕裂的主要原因。

(4)术中将肺组织缝在双腔管上致拔管困难。

四、其他特殊胸腔手术的麻醉

(一)纵隔镜检查

一般在开胸手术前几天通过颈部径路置内镜到纵隔内,进行诊断性检查术,通常需要较深的麻醉。纵隔镜检查可发生较多的并发症:①出血。②气胸。③喉返神经损伤。④引起切口部位肿瘤的播散。⑤膈神经损伤。⑥食管损伤。⑦乳糜胸。⑧空气栓塞。⑨一过性的轻度偏瘫。⑩感染。以上并发症总的发生率小于 1.5%,一旦出现应立即处理。

麻醉的实施:纵隔镜检查需要一定深度的麻醉,以防止因牵拉引起迷走神经反射和刺激大血管对血压和心率的影响。因此,最好选择全麻,术中一般监测心电图、血压、SpO_2 和胸部听诊。放置较粗的静脉留置针,术前需备血。患者需戴玻璃眼罩以保护眼睛,鉴于喉部较强的牵拉刺激,需行气管插管术。术中要控制患者呼吸,防止纵隔镜开口端负压引起的空气栓塞。术中操作可能压迫无名动脉以致右颈动脉和锁骨上动脉小量出血,使右手臂脉搏和血压测不出来,注意选择左臂进行测量。

(二)支气管镜检查

常用于开胸手术的术前诊断,支气管镜检可在局麻或全麻控制呼吸下完成。支气管镜分为直镜和纤维支气管镜两种。支气管镜有一侧臂孔,术中通过它可进行控制呼吸。而纤维支气管镜是可弯曲的,可经气管插入到支气管内,全麻加上高频通气可用于术中镜检。主要并发症有:低氧血症、高碳酸血症和心律失常。

(三)肺切除术和肺叶切除术

患者取侧卧位,呼吸功能发生明显的变化,尤其是单肺麻醉时。麻醉特点:

(1)选择双腔气管插管单肺通气,小儿肺手术和许多较复杂的气管变异可选择支气管填塞器,如无双腔导管可用单腔支气管导管,但术中应加强气管内吸痰,对手术操作有较大的干扰。

(2)关胸前先双肺吸痰,然后加压使肺复张,观察支气管残端是否漏气,并排除胸膜腔和纵隔内的残余气体,防止术后肺不张或纵隔偏移。

(3)肺膨胀后置胸腔引流管。

(4)术毕应尽早拔管。

(四)大量肺出血

大咯血定义为24～48小时咯血量为200～600mL。常见原因:①结核。②支气管扩张。③肺脓肿。④肺肿瘤。⑤放线菌病。⑥肺炎。⑦动静脉畸形。⑧肺出血肾炎综合征。

诊断方法:支气管镜检查和选择性支气管造影术。

麻醉原则:①大咯血的患者需立即气管插管,最好能保持清醒和自主呼吸,并取半卧位。②一侧肺咯血者,应插入双腔支气管导管,迅速将双肺分隔开,保持健肺正常通气,立即行患肺吸引后吸入纯氧,并控制呼吸。③因健肺未被污染,术中可行单肺通气术,为肺手术提供良好的条件。④术中监测动脉血气,注意估计支气管内吸引出的新鲜血量,有条件时可连续测量动脉血压。

(五)肺大疱和肺囊肿

肺大疱大多是在肺气肿的基础上产生的局部肺泡组织改变,形成壁薄的大气泡,而肺囊肿多半是先天性的。全身麻醉要注意以下几点:

(1)肺大疱的患者多伴有慢性肺疾病,肺储备功能明显下降。

(2)术中需要高浓度的氧吸入,肺大疱和肺囊肿可能影响到氧化亚氮的弥散。

(3)肺通气压过高使肺大疱破裂引起气胸,可能会形成支气管胸膜瘘,需放置胸腔引流管,由于部分气体损失到肺外而出现分钟通气量明显减少。

为预防肺大疱和肺囊肿的破裂,建议插入双腔支气管导管。

(六)支气管扩张和肺脓肿

两种疾病都存在着感染向健肺扩散的危险,为预防这种并发症,麻醉时取患侧肺低位,通常先行支气管镜检并做脓肿吸引,进行患肺支气管填塞,再插入双腔导管行单肺通气。

(七)单肺冲洗术(肺灌洗)

单肺冲洗术常适应于肺泡蛋白沉积症的患者,目的在于改善肺功能。要求在单肺通气下实行(多插入左侧双腔管),不会影响右上肺支气管开口的通气。冲洗用0.9%温生理盐水。由于引流困难,用滴注法反复10～20次。冲洗术毕将肺内吸引干净后用呼吸囊加压呼吸,使肺吹张。多数患者灌洗后肺的气体交换功能得到改善,很快苏醒拔管。

（八）胸腔镜手术

通过内腔镜的手段对胸腔疾病进行诊断与治疗，是当前胸腔外科最为流行的诊疗手段之一。与开胸手术相比具有创伤小和生理扰乱少，患者痛苦轻，术后并发症少等优点。其麻醉特点：为了便于操作，术中应充分显露视野，患肺必须完全萎陷，需要插入双腔支气管导管，麻醉实施与术中管理同单肺麻醉。

（九）纵隔手术

前上纵隔肿瘤可能引起气管支气管阻塞、压迫肺动脉和心脏、上腔静脉阻塞，麻醉风险较大。术前应了解患者有无呼吸困难的症状，能否平卧。通过胸部CT确定肿瘤与气管支气管、胸部大血管的关系。对于纵隔肿瘤影响到气道的患者，麻醉前应选择合适的体位，全麻诱导时应保留自主呼吸，慎用肌松药，在场人员应具备快速患者体位能力，通常要求外科医师在场。根据肿瘤的性质可选择双腔支气管导管或加强型气管导管。术中变换体位时，应密切观察气道压及循环的变化。

五、胸部手术的术后处理

（一）术后早期危重的并发症

（1）大出血：胸科手术后因出血需紧急开胸的发生率为3%。其发生的主要原因是肺血管结扎线脱落、创面渗血和体循环的动脉（支气管动脉和肋间动脉）出血。术后大出血可发生在术毕、苏醒室或ICU，血压进行性下降，严重者可导致急性失血性休克，必须立即开胸止血。因此，术后应观察胸腔引流管的引流量。当大量出血伴有血容量不足的表现时，即使胸腔引流管无液体流出，也不能绝对排除胸腔内有大量出血，因为血凝块或其他原因可堵塞胸腔引流管。

（2）支气管残端脱结伴支气管胸膜瘘和张力性气胸，多半是支气管手术缝合上的问题，导致严重的通气不良，直接危及患者的生命，需再次开胸探查。

（3）心脏疝形成：由于肺切除术打开心包后有一大的缺损，不能再闭合。下列因素可通过缺损的心包形成疝：①较强的胸腔引流。②较高的通气压力。③体位不当。

如果在上述因素的作用下，出现以下症状可诊断为心脏疝形成：①突然的血压下降。②心律失常。③出现上腔静脉综合征。处理：立即再次开胸探查。预防：患者取患侧卧位，加压输液和低压通气。

（二）术后呼吸功能不全

胸腔手术后有40%～60%的患者可能出现呼吸功能不全，是术后常见的并发症，重要的有肺不张和肺炎。

多数患者术后常在手术室内或苏醒室很快清醒并拔管，少数严重慢性肺疾病的患者术后出现明显呼吸并发症，需要进一步的呼吸治疗。胸腔手术后肺换气功能的好坏与手术大小，持续的时间和呼吸力学的改变有关。重要的原因有如下。

（1）肺膨胀不全。

（2）总肺容积下降，功能残气量下降。

（3）肺泡通气/血流（$\dot{V}/\dot{Q}$）比值失调。

（4）肺内右向左分流。

（5）呼吸做功增加而肺的顺应性降低。

(6)分泌物多而排痰不畅。

这将导致术后低氧血症,需持续吸氧。另外,呼吸性和代谢性酸中毒并不少见,应加以预防。方法:胸部理疗,呼吸训练,进行体位引流和药物祛痰。

(三)术后镇痛

术后镇痛有利于减少呼吸的并发症,使患者能做深呼吸,咳嗽和下床活动。目前,胸科手术后急性疼痛处理推荐多模式镇痛,即联合使用不同种类的镇痛药物与镇痛方式以达到满意的镇痛效果,减少慢性疼痛的发生。

1.阿片类药物

全身性应用阿片类镇痛药物能有效控制疼痛,但应注意可引起过度镇静、呼吸抑制、咳嗽反射的抑制等不良反应。

2.非甾体抗炎药

可减少开胸手术阿片类药物用量,一般在手术切皮前给药。

3.胸段硬膜外镇痛

胸科手术后镇痛的有效方法。但是高位硬膜外镇痛常因交感神经阻滞导致低血压、心动过缓等并发症,适量阿片类镇痛药物复合低浓度局麻药可以减少单独用药的各种不良反应,更大地发挥镇痛效果。

4.胸段椎旁神经阻滞

指将局麻药注射到胸部脊神经从椎间孔穿出处,即椎旁间隙,位于肋骨头和肋骨颈之间的楔形间隙,是一种替代硬膜外镇痛方法,避免硬膜外阻滞引起的并发症,同时可置管进行连续神经阻滞。

5.肋间神经阻滞

可用于开胸术后的镇痛,但操作难度大,局麻药吸收过快引起中毒,操作不当可发生气胸。

6.经皮电神经刺激(TENS)

此法费用低,无不良反应,但镇痛强度较其他方法弱。

7.患者自控镇痛(PCIA 或 PCEA)

这是一种安全有效的镇痛方法,通过电脑药泵控制给药的最大剂量和间隔时间,当患者疼痛时只需按一下开关,电脑按预设的药量自动注入静脉或硬膜外导管,产生镇痛作用,不会因药物过量或蓄积而产生不良反应。

第四节　心脏手术和心脏直视手术的麻醉

一、心脏手术及体外循环麻醉管理的一般步骤

(一)术前评估与术前准备

1.病史与体检

了解心脏疾病及相关疾病的病史和评估心、肺、肾等重要脏器及中枢神经系统、凝血系统等的功能状况。儿童患者应注意其营养及发育情况,是否合并其他畸形。

2.术前检查

包括实验室检测和心电图、胸片等常规检查以及 Holter、心脏彩超、心肌核素造影、心导管检查等特殊检查。重点关注有无严重心律失常、ST-T 段改变,心腔内有无栓子及赘生物,心脏形态结构的改变程度、腔内压力和跨瓣压力的变化。

(二)麻醉前准备

1.麻醉机及气道管理器械

(1)按全身麻醉常规准备。

(2)学龄前儿童患者可以选择无囊气管导管经鼻插管,有利于术后气道管理和增加对导管的耐受性。

(3)胸降主动脉手术及胸腔镜辅助微创心脏手术备双腔支气管导管,便于术中单肺通气提供良好的手术视野。

2.输液及通道准备

(1)麻醉前需建立静脉通道。

(2)儿童患者可在麻醉后(肌内注射氯胺酮或吸入麻醉药)尽快建立。

(3)大血管手术等预计出血较多的手术应备两条以上快速输液通道及血液回收装置。

3.监护设备

(1)常规监测如血压、心电图、SpO_2、$ETCO_2$、体温等,体外循环下手术需同时监测外周体温(肛温或膀胱温度)和中心温度(咽温或食管温度)。

(2)心脏手术需要行中心静脉测压和直接动脉测压双有创监测,测量前行传感器校准和归零、术中需持续或间断冲洗管道,定期校零及核对测量的基准点。

(3)心力衰竭、肺动脉高压等危重患者及心肺移植等特殊手术需备 Swan-Ganz 导管和心功能测量仪,Swan-Ganz 导管能提供肺动脉压力和心输出量等重要参数指导术后病情评估和治疗。

(4)经食管超声(TEE)在心脏手术中的使用日益重要,可帮助核实术前诊断和手术修复效果,发现附壁血栓和指导开放前排气,监测心脏容积和收缩情况,而通过观测室壁运动异常来判断心肌缺血较心电图更为敏感。

(5)微创心功能监测仪(如 Vigileo、PiCCO 等)用于心脏手术患者容易受到心律失常、手术操作的干扰,其监测价值有待进一步的临床研究支持。

4.其他设备

(1)除颤仪:需长期处于充电备用状态,麻醉前检查功能是否正常。

(2)ACT 仪:应打开电源开关备用,应注意激活凝血时间(ACT)并非肝素抗凝效果的特异性测定方法,除肝素外,多种导致凝血功能受损的因素都会导致 ACT 延长。

(3)特殊及危重患者需要根据病情准备临时起搏器及球囊反搏设备(IABP)、人工膜肺(ECMO)等辅助循环装置。

5.药物准备

(1)麻醉药物的准备:①常用的麻醉药物如咪达唑仑、阿片类药物(如芬太尼、舒芬太尼、雷米芬太尼)、依托咪酯、丙泊酚或右美托咪定、肌肉松弛剂(如罗库溴铵、维库溴铵等)、吸入麻醉药(如异氟烷、七氟烷)等。②丙泊酚用于麻醉诱导易导致严重低血压,而舒芬太尼或芬太尼、依托咪酯等药物对血流动力学的影响较小,更适于心脏病患者的麻醉诱导。③短效药物,如雷米芬太尼、丙泊酚等有利于术后早期苏醒,可用于快通道麻醉。④吸入麻醉药物及一些静脉麻醉药物,如丙泊酚、右美托咪定等有一定的心肌保护作用。

(2)常用血管活性药物的准备:阿托品、麻黄碱、多巴胺/多巴酚丁胺、硝酸甘油、钙剂、利多卡因、肾上腺素、去氧肾上腺素等药物用于维持血流动力学稳定。

(3)其他药物:①肝素和鱼精蛋白,肝素按300～400U/kg(体外循环手术)或100～200U/kg(非体外循环手术)准备。②肝素应在手术开始前准备好,以便需紧急体外循环时即刻能用。③鱼精蛋白按与肝素(1～1.5)∶1(体外循环手术)或(0.5～1)∶1(非体外循环手术)准备。④ε-氨基己酸、氨甲环酸或氨甲苯酸(PAMBA)等抗纤溶药物术中使用可减少术后出血。⑤乌司他丁有抗感染和脏器保护作用,磷酸果糖及磷酸肌酸有心肌保护作用,术中酌情使用。

(三)各阶段麻醉管理要点

1.麻醉诱导前

(1)入室后建立静脉通道和常规监护。如果患者紧张,可适度使用镇静镇痛药物和吸氧;如出现不适(如心绞痛)、呼吸困难及循环不稳定等异常情况应及时处理。

(2)有创测压:①危重或心功能较差患者应在麻醉诱导前行动脉穿刺测压,而心功能尚好且精神紧张的患者及儿童可以麻醉后穿刺,急诊抢救患者麻醉和穿刺可同时进行。②应考虑手术方式和灌注部位选择动脉穿刺部位,如冠脉搭桥需取左侧桡动脉时,可选择右侧上肢动脉测压,需要阻断锁骨下动脉的大血管手术需选择对侧上肢动脉和(或)下肢动脉测压。③中心静脉穿刺、肺动脉导管及TEE置放一般在麻醉后进行。

2.麻醉诱导和维持

采取咪达唑仑、舒芬太尼或芬太尼、依托咪酯或丙泊酚、罗库溴铵或维库溴铵或泮库溴铵等顺序诱导,之后静吸复合麻醉维持,对血流不稳定的患者,应减少药物剂量或浓度以及采取慢诱导。

3.切皮前期

麻醉诱导及气管插管后到手术开始前的一段时间,可进行血管穿刺、置放食管超声探头、导尿等操作,对机体刺激强度较弱,期间容易发生低血压,可通过扩充血容量、维持浅麻醉,必要时用血管活性药物来纠正低血压。

4.切皮到体外循环

(1)切皮前需提前加深麻醉,如果手术开始后出现血压持续升高或心率过快,在加深麻醉的同时,可使用血管扩张剂及β受体阻滞剂等减轻应激反应。

(2)劈胸前应让肺充分塌陷("瘪肺"),避免损伤胸膜。

(3)肝素化:劈胸后肝素化(根据情况可提前或推迟),必须与手术医生确认后进行;肝素给予后5分钟抽血查ACT,大于300秒后方可进行插管,大于480秒后方可体外循环转机。

(4)大血管分离和插管期间易发生低血压及心律失常,如影响严重则需要药物干预或电除颤,并尽快建立体外循环。

(5)血液及心肌保护:①保证心脏低温和灌注停搏液是最基本和最可靠的心肌保护措施。

②抗纤溶药如氨甲苯酸或氨甲环酸、抗感染制剂乌司他丁以及心肌营养药磷酸肌酸钠或二磷酸果糖等，可在CPB前静脉和预充液中分别使用及转中追加，磷酸肌酸钠也可加入停搏液中。

5.体外循环期间

(1)麻醉维持：停吸入麻醉药，以静脉麻醉为主，或将挥发罐固定于体外循环机吹入吸入麻醉药来维持转机期间的麻醉，转机后在体外循环机中适当追加麻醉药以补充分布容积增加造成的药物稀释和管道对药物的吸附导致的麻醉药物不足。

(2)循环管理：①CPB期间维持目标MAP在40～80mmHg范围，高血压、糖尿病、冠心病及老年患者可适当上调(50～90mmHg)，小儿可适当调低(30～70mmHg)。②体外循环开始时容易出现低血压，随转机时间延长血压有增高的趋势，必要时用缩/扩血管药调节，避免灌注压力过低或过高。③CPB期间CVP一般小于3cmH_2O或呈负值，如压力持续过高可能是导管被上腔静脉束缚带绑住或上腔静脉引流不充分造成，此时应观察患者面部颜色，颈部、腮腺及球结膜有无肿胀，并与手术医生及灌注师沟通。

(3)呼吸调整：并循环期间行小潮气量通气，主动脉阻断后停呼吸机，可保持5cmH_2O左右气道压力行静态膨肺，有利于防止术后肺不张；主动脉开放后再开始小潮气量通气并在停机前恢复正常机械通气。

(4)监测：定时查患者血气、血糖、电解质、血红蛋白、红细胞比容、ACT，记录尿量及性状，观察瞳孔大小、形状。

(5)主动脉开放及心脏复跳开始复温时：①可根据术前心脏功能状况选择泵注血管活性药物[多巴胺/多巴酚丁胺、米力农和(或)硝酸甘油等]。②适当补充麻醉药。

主动脉开放前：①准备好除颤仪。②调整到足够的头低位。③配合手术医生充分排出心内积气。④并维持足够的灌注压。

除颤及复苏：①开放后如出现室颤，即行电除颤(10～30J，小儿5～20J或0.5～1J/kg)。②如无效或复发可以根据心室纤颤和灌注压力情况选择给予利多卡因/胺碘酮/艾司洛尔等和(或)去氧肾上腺素/肾上腺素等药物后除颤，可重复，使用强效血管活性药物时应从低剂量开始，避免剧烈的血压升高和心肌的强烈收缩而导致严重并发症(如心脏破裂)。③如发生顽固性室颤，可以重新阻断升主动脉后行温血灌注后再开放复苏。④如怀疑手术修复错误，可阻断升主动脉灌注停搏液，重新修复或确认手术无误后再次开放进行复苏。

6.停机

(1)停机条件：①辅助时间足够(不低于阻断时间的1/4～1/3)。②温度恢复(中心温度37℃、外周温度33～35℃)。③生化指标正常(无低钾血症、低钙血症和酸中毒，HCT 25%以上)。④恢复正常机械通气。⑤循环稳定(血压/心率稳定、无恶性心律失常)。

(2)循环维持：①心功能不良时需要血管活性药物来支持。②如联合用药仍不能达到满意的血流动力学状态，可使用机械辅助循环(IABP、心室辅助或ECMO)支持。③如出现药物难以纠正的心律失常，需安置临时起搏器。

7.鱼精蛋白中和

(1)鱼精蛋白中和方案：①在呼吸和循环状态稳定的条件下，拔除房管或腔静脉引流管后开始用鱼精蛋白(稀释并泵注)中和肝素。②按(1～1.5)：1中和，根据术野出血情况和ACT

结果,决定是否追加鱼精蛋白,总量可达到 2.5∶1。③非体外循环手术中和比例为(0.5～1)∶1 或不中和。④必要时补充促凝生物制品和药物。

(2)鱼精蛋白反应:可导致肺动脉压力和右房压力增高,呼吸道阻力增加及支气管痉挛,血压下降,严重者出现循环虚脱及室颤;多与鱼精蛋白注射速度过快或浓度过高有关。

(3)处理原则:①暂停或减缓泵注鱼精蛋白的速度。②使用正性肌力药增强心肌收缩力以维持循环稳定。③降低肺动脉压。④解除支气管痉挛。⑤加强通气维持正常血氧分压。⑥推注钙剂。⑦必要时重新肝素化行 CPB。

(四)术后转运

(1)转运前应维持合适的麻醉深度和相对稳定的血流动力学,术中持续使用的血管活性药物应使用便携式注射泵途中继续维持。

(2)转运途中应持续监护并备急救药物及通气设备。

(3)运送者到 ICU 后确认患者循环、呼吸体征稳定并与医生、护士交接班签字后方可离开。

二、各种心脏疾病的病理特点和麻醉管理要点

(一)瓣膜性心脏病(VHD)

虽然不同类型的瓣膜损害可产生各种不同的病理生理变化,但是心室负荷异常是所有瓣膜疾病的共同特征,对所有瓣膜性心脏病不仅要了解心脏形态结构的变化,更应做好心脏功能受损情况的评估。

1.主动脉瓣狭窄

病理生理:①随瓣口面积减小而病情加重。②出现左心室扩大肥厚、心肌缺血、左心衰竭(晚期全心衰竭)或猝死。

麻醉管理要点:①维持相对稳定的窦性心律和适当的容量,防止低血压的发生。②选择对心血管抑制较小的药物和麻醉方式。③可选择缩血管药提高灌注压,正性肌力药改善心功能;扩张血管药物使用需谨慎。

2.主动脉瓣反流

病理生理:①左心室容量负荷增加,舒张末容积增大。②随症状加重,可出现左心室扩大和肥厚,最终出现左心力衰竭。

麻醉管理要点:①维持充足的血容量。②维持必要的心肌收缩力。③轻度的血管扩张。④适当偏快的心率,应避免心动过缓。

3.二尖瓣狭窄

病理生理:①随瓣口面积缩小而病情加重。②出现肺淤血、肺动脉压力增高、右心衰竭,常合并房颤及心房内附壁血栓。

麻醉管理要点:①限制容量、维持循环稳定,避免心动过速。②处理低血压时,可选用带有正性肌力作用的药物(如麻黄碱、多巴胺及肾上腺素等)而不是纯血管收缩药和扩容。

4.二尖瓣反流

病理生理:①慢性二尖瓣反流病程较长,但是一旦出现症状则进展加快,最终导致左心衰竭。②急性二尖瓣反流多因心肌缺血导致乳头肌功能不全所致,可出现急性心衰。

麻醉管理要点：维持一定的心肌收缩力、血管扩张和增快的心率。

（二）先天性心脏病（CHD）

先天性心脏病（CHD）的解剖和病理改变非常复杂，各种心内分流、流出通道狭窄或闭锁改变了心脏负荷和血流动力学，并导致心室重构。麻醉管理不仅要了解主要的解剖异常和病理生理变化，更重要的是维持生理功能的稳定。先天性心脏病根据生理改变分类：分流、复合性分流、梗阻性畸形和反流。

1.分流

（1）左向右分流：如房/室间隔缺损（ASD/VSD）、动脉导管未闭（PDA）、心内膜垫缺损等。

主要病理改变：①分流导致心脏容量负荷增加，左室做功增加，失代偿时出现充血性心衰。②长期肺充血使 PVR 增加，最终发展成肺血管阻塞性疾病，当肺动脉压力大于主动脉压力时出现右向左分流，即艾森-曼格综合征。

麻醉管理要点：①在出现肺动脉高压和右心衰竭之前，重点是避免加重分流，避免外周阻力增加，避免高浓度氧或过度通气导致肺血流进一步增加。②当出现肺动脉压力增高及右心衰竭，则重点应是降低肺动脉压力和心功能的支持等。③部分 ASD 矫治可在不停跳 CPB 下完成，术中注意维持血压及心率，部分 PDA 行动脉导管结扎可不需要行 CPB，结扎前后应适当降低血压。

（2）右向左分流：如法洛四联征、肺动脉闭锁（合并 VSD）、艾森-曼格综合征等。

主要病理改变：①肺血减少导致外周低氧血症和发绀。②出现代偿性血细胞增多和黏稠度高，但是凝血因子可减少。③右心室阻力增加，最终发展至右心功能衰竭。

麻醉管理要点：①维持有效血容量和 SVR，降低 PVR 及预防缺氧发作。②负性肌力药物如吸入麻醉药、β受体阻滞药有助于缓解右心室流出道梗阻患者的漏斗部痉挛。③体重超过 20kg，HCT 超过 50%，可放血 10～20mL/kg。④体外循环后常需要使用多巴胺及肾上腺素和（或）米力农等正性肌力药，硝酸甘油可降低肺动脉压和减轻心脏负荷。⑤出现房室传导阻滞应安置临时起搏器。

2.复合型分流

大动脉转位（TCA），三尖瓣闭锁、静脉异位引流、单心室等。

主要病理改变：①无流出道梗阻时体循环和肺循环的相对阻力决定了血流方向。②合并左室流出道梗阻时出现肺血多而外周灌注减少。③合并右心室流出道梗阻则出现肺血减少和低氧血症。

麻醉管理要点：①注意维持合适的体、肺循环分流比。②有些特殊患者如动脉导管依赖型（无 VSD）大动脉转位患儿，需要持续使用前列腺素 E_1 维持动脉导管开放直至体外循环开始。③麻醉诱导可采用肌内注射氯胺酮及静脉注射药物诱导，吸入麻醉药物诱导时间会延长并产生较严重的心肌抑制。④停机前后常需联合应用米力农、多巴胺/多巴酚丁胺、肾上腺素等正性肌力药物以及小剂量硝酸甘油减轻心脏负荷，改善心功能。⑤对于药物难以纠正的心功能不全，可以使用 ECMO 过渡以延长心脏恢复时间。

3.梗阻性畸形

如主动脉弓畸形、主动脉狭窄、肺动脉狭窄、二尖瓣狭窄及左心室发育不全综合征等。

主要病理改变:①左心室射血受阻时:左心衰竭、冠状动脉供血不足、全身低血压。②右心室射血受阻时:右心衰竭、肺血减少和低氧血症。

麻醉管理要点:①保持适度的容量和减少心室射血阻力,维护心室功能。②合理应用血管活性药物,避免血压激烈波动,如主动脉狭窄手术中,降主动脉阻断前开始使用扩血管药物如硝普钠适度降低血压,主动脉开放前应减少扩血管药物的用量,并备好缩血管药物防止开放后血压的剧烈下降。

4.反流畸形

如 Ebstein 畸形。

主要病理改变:①容量负荷过重导致的右心室扩张和心力衰竭。②有部分患者合并右束支传导阻滞和预激综合征。

麻醉管理要点:①静脉给药起效延迟,避免用药过量及严重抑制心功能。②降低肺动脉压避免增加右心负荷。③必要时使用正性肌力药物(如米力农/氨力农及多巴酚丁胺等)。④有预激综合征的患者使用β受体激动药应慎重,有严重传导阻滞时需安装起搏器。

(三)冠心病

冠心病(或缺血性心脏病)是心脏麻醉中最常见的疾病之一,经皮冠状动脉介入治疗(PCI)的快速发展导致大量轻症患者不再需要行外科手术,而接受冠脉搭桥(CABG)的则更多为危重患者,如多支冠状血管病变、射血分数差或心脏功能衰竭及急诊手术等,对于心脏麻醉医生是一个巨大的挑战。

冠心病的病理生理:①因冠脉狭窄导致血流减少,引起心肌氧供和氧需失衡。②心肌长期反复缺血缺氧,导致心脏扩大和心功能不全。③术前多已经进行内科治疗(如控制血压和心率以及服用抗凝药物)。

冠脉搭桥麻醉管理要点:血流动力学管理的原则是维持心肌氧的供需平衡,避免加重缺血,具体措施:①控制心室率。②适当抑制心肌收缩力和降低室壁张力。③维持稳定血压保心肌灌注压。④降低冠脉张力。⑤防止缺氧和纠正贫血。⑥理选择麻醉药物,如依托咪酯和阿片类药物诱导能提供稳定血流动力学,常用的吸入麻醉药物(异氟烷、七氟烷等)及部分脉麻醉药物(如丙泊酚、右美托咪定等)有心肌保护作用。

非体外循环的冠脉搭桥(OPCAB)手术在过去 20 多年获得快速发展,是 CABG 技术的突破性进展,它能减少 CPB 相关发症,与传统 CABG 相比较,其对预后的影响评价尚没有明的结论,但是当前仍然得到心脏外科医生大力推崇。

OPCAB 对血流动力学的影响主要在两个方面:一是固定和悬吊心脏导致的左、右心室扭转,导致每搏量、心输出量、MAP 及 HR 下降,尤其是回旋支吻合时,影响更大;二是吻合血管时夹闭冠脉分支所致的心肌缺血影响,而使用分流栓可减轻吻合血管时的心肌缺血。

OPCAB 麻醉管理要点:①适度肝素化(100～200U/kg)。②维持相对稳定的心率(小于 80 次/分),心脏固定器使得在跳动的心脏上吻合血管更容易而不再需要用药物将心率降到很低的水平。③缺血预处理可提高搬动心脏的耐受性。④吻合旋支采取头低+右侧倾斜位有利于增加 CO 和暴露手术野。⑤术中保证适当的容量。⑥术中维持 SBP 80mmHg 或 MAP 60mmHg 以上,必要时单次注射小剂量去氧肾上腺素或去甲肾上腺素等纠正低血压,如低血压合并心功能不全，可泵注多巴胺等正性肌力药物。⑦主动脉根部上侧壁钳时适当降低血压⑧术中注意保温。⑨自体血回收可以节约用血。

（四）心包疾病

1.慢性缩窄性心包炎

主要病理生理特点：①因双心室舒张活动受限，导致每搏输出量、心输出量和血压下降以及肺淤血。②右心舒张受限，引起体循环淤血导致全身循环障碍，右房压增高。③心率反射性增快是唯一的代偿机制。

麻醉管理要点：①有创血压及CVP监测。②选择对循环抑制小的麻醉药物。③强心、利尿、扩管治疗改善心功能。④维持适度偏快的心率。⑤限制性的容量管理。⑥右心室表面心包和上腔静脉入口处剥除后注意限制液体输入及使用强心（如毛花苷C）、利尿（如呋塞米），必要时泵入多巴胺和（或）硝酸甘油，防止充血性心力衰竭。

2.心脏压塞

病理生理：①液体在心包内积聚，导致心室舒张受限，静脉回流受阻及每搏量减少，最终出现低血压及休克。②病情发展不仅取决于心包积液的量，更取决于积液的速度。

麻醉管理要点：①严重心脏压塞应紧急行心包穿刺引流减压。②注意麻醉药物对心肌收缩力的抑制作用，必要时使用血管收缩药或正性肌力药。③心脏压塞解除后预防充血性心力衰竭和肺水肿，应及时使用利尿药和扩血管药物等。

（五）微创心脏手术的麻醉管理

目前微创心脏手术（MICS）并没有明确的标准或分类，主要是与传统的胸骨劈开加体外循环的标准心脏手术方式相比而言，通过手术方式和技术的改进达到更小的创伤，以减轻患者的痛苦，加快患者恢复速度和减少住院时间，以及提供更加美观的术后伤口。如：①腔镜辅助或机器人辅助的小切口心脏手术。②非体外冠脉搭桥手术（OPCAB）或闭式体外循环技术（port-access）。③心导管介入手术或内科介入与外科手术结合的“杂交手术”。MICS已经应用于冠脉重建、瓣膜手术、先天性心脏病手术等。

麻醉管理要点：MICS并不一定减少麻醉管理的难度，相反可能会对麻醉管理提出更高的要求。①循环管理：腔镜技术、非体外或闭式体外循环技术等增加了维持循环稳定和防止心肌缺血的管理难度，因此要做好更为充分的准备。②快通道麻醉技术：选择使用快速代谢的全身麻醉药物或（和）复合区域麻醉技术，并需要术后提供良好的镇痛，能使患者术后能早期拔管，减少ICU停留时间和早出院；快通道麻醉并不是MICS的常规要求，应根据病情和医院实际条件实施。③通气管理：单肺通气能为腔镜手术或非正中劈胸手术提供更好的视野。④TEE：监测心脏形态结构和功能变化以及心肌缺血改变，监测心内血栓和气栓等，还能引导行闭式体外循环时放置主动脉内阻断球囊以及术后IABP球囊的放置。⑤除颤和起搏：需要准备小的电极板或行体表除颤，严重心动过缓的患者需要置入带起搏的肺动脉导管或食管起搏导管。⑥备体外循环：灌注师应安装好体外循环装置备紧急情况下随时转机。⑦温度管理：除了保持手术室温度外，往往需要加温装置防止体温过度下降。⑧备自体血回收机，减少血液丢失。

第五节　腹部手术的麻醉

一、腹腔镜手术的麻醉

外科手术的发展方向是尽可能减少创伤，降低并发症的发生率和死亡率，同时减少住院时间和降低医疗费用，和开腹手术相比，腹腔镜在这方面的优势显而易见。从最初的腹腔镜胆囊切除术开始，目前腹腔镜已被广泛应用于胃肠、妇科和泌尿外科等领域。腹腔镜手术的气腹和特殊体位对麻醉也提出了新的要求。麻醉医师需要对腹内压增加（通常在12～14mmHg）给机体带来的影响有充分的认识，并在围术期做出正确的评估和处理，以减轻这些改变带来的不良后果。

（一）腹腔镜对全身的影响

1.对呼吸的影响

（1）动脉血 CO_2 分压升高：腹腔吸收 CO_2 使 $PaCO_2$ 升高15%～25%，并于气腹20～30分钟达到平台期。

（2）呼吸动力学改变：气腹可使胸肺顺应性降低30%～50%。

（3）皮下气肿：CO_2 气腹时，如果 $PaCO_2$ 升高超过25%，或发生于气腹30分钟后，提示 CO_2 皮下气肿。

2.对循环的影响

（1）对全身血流动力学影响：气腹状态下血流动力学总体特征是心排血量降低，动脉压升高以及体循环阻力增大。当腹内压低于10mmHg时，压迫腹部内脏小静脉，使静脉回心血量增加，而高于10mmHg时，下腔静脉受压致回心血量减少，心排血量减少；腹内正压经膈肌传递至胸腔，使中心静脉压升高；腹主动脉受压，体循环阻力增加，在心脏高风险患者中尤为突出。

（2）对局部血流动力学影响：腹内压增加可能引起下肢血液潴留和脏器血流减少。

（3）心律失常：常见的为反射性窦性心动过缓，严重时出现心搏骤停，常发生于气腹建立过程，与 $PaCO_2$ 水平无相关性。

（4）气栓：是腹腔镜手术最严重的并发症。CO_2 经充气针直接插入血管或经手术野的弥散进入循环，量大时会阻塞右心房血液回流而导致心排血量急剧下降；急性右心室高压可使卵圆孔重新开放引起反常栓塞。

3.对消化的影响

气腹使胃内压升高引起胃内容物反流、误吸。

4.对肾脏的影响

气腹过程肾血流减少和肾小球滤过率下降使尿量明显少于开腹手术患者，气腹终止后尿量会迅速增加。

5.其他

由于手术操作或其他因素，可导致气胸、纵隔气肿、心包积气等。

（二）麻醉前准备

（1）术前检查和麻醉前用药：同一般腹部手术。

（2）禁食、禁水：同一般腹部手术。

（3）留置胃管，并减压引流，预防胃反流和误吸。术前应用抗酸药和 H_2 受体阻滞药可提高胃液 pH，减轻一旦发生误吸时的严重性。

（4）留置导尿管，预防误伤膀胱。

（5）腹腔镜手术无绝对禁忌证，但结合前述生理影响，对于心、肺、肾功能不全等并发症患者需慎重考虑腹腔镜和开腹手术的获益和风险，做出个体化选择。

（三）麻醉选择

由于腹腔镜手术不同于一般腹部手术，具有特殊性，所以要求麻醉做到快速、短效，并以能解除人工气腹引起的不适、避免 CO_2 气腹引起的生理变化为原则。全身麻醉、区域麻醉、局麻都可用于腹腔镜手术。

1.全身麻醉（全麻）

气管内插管全麻可控制呼吸，维持恰当的麻醉深度和肌肉松弛，增加肺顺应性有利于通气，又有利于控制膈肌活动，便于手术操作和胆道造影时的呼吸配合，并在连续监测 $P_{ET}CO_2$ 下及时调节分钟通气量，在不增加潮气量的前提下增加呼吸频率，维持 $PaCO_2$ 在正常范围，且有利于迅速识别 CO_2 栓塞，及早做处理。但控制呼吸也有缺点：①气道压升高，可进一步减少回心血量，使心搏出量进一步下降，给循环系统带来更大的影响。②加重 $\dot{V}_A/\dot{Q}$ 比例失调，加重缺氧。③膈肌和隆突向头侧移位易引起气管导管移位或进入支气管内。

全麻时药物选择对患者预后并无重要影响，但目前多选用短效麻醉药物以加快手术周转，诱导时应避免胃充气，以防胃液反流及误吸。喉罩不能防止误吸的发生，慎用于腹腔镜手术麻醉。

2.硬膜外麻醉

硬膜外麻醉的优点在于能使患者保持清醒，不致引起误吸，且呼吸可靠患者代偿性增加分钟通气量来维持。但腹部腹腔镜手术控制平面广（T_4～L_5），加重对循环系统的影响；腹腔内大量 CO_2 使膈肌过度抬升和 CO_2 对膈肌表面的直接刺激会引起肩臂放射性疼痛，需减慢充气速度（控制在 1.0～1.5L/min）、维持较低压力（$<$10mmHg）；同时交感神经阻滞也增加了迷走神经反射性心律失常的发生率和严重程度及患者的不适感，需辅以强效麻醉性镇痛药，但这些药物又影响清醒患者对呼吸的代偿。

3.局部麻醉（局麻）

局麻辅以小剂量镇静镇痛药也用于腹腔镜检查等。

（四）麻醉管理

腹腔镜手术对患者生理干扰很大，所以麻醉中管理特别重要，尤其是对呼吸、循环的监测和管理。

1.对呼吸的监测

（1）监测 SpO_2、$PaCO_2$、$P_{ET}CO_2$，维持 $P_{ET}CO_2$ 35～40mmHg，一般使分钟通气量增加

15%～25%即可满足需要。

(2)监测气道压：①有利于防止气压伤。②气道压可间接地提示胸膜腔内压，从而反映气腹对循环的影响。

2.对循环的监测

术中监测心电图、血压等，$P_{ET}CO_2$ 对 CO_2 气栓诊断最有价值，$P_{ET}CO_2$ 呈双相变化提示气栓的存在，中心静脉导管抽出泡沫可以确诊气栓形成。一旦诊断为气栓应立即解除气腹，改为头低左侧卧位，防止气体从右心进入肺动脉，并采用中心静脉导管抽气，必要时进行心肺复苏。通过眼底动脉中有无气泡可确诊脑血管中是否有残留气栓，如有可行高压氧治疗。

二、腹部外科手术的麻醉

腹腔脏器主要生理功能是消化、吸收和物质代谢，清除体内有害物质，参与机体免疫和内分泌功能等，这些脏器发生病变，可能引起相应的生理功能改变及机体内环境紊乱，而这些病变是临床上最为常见的，手术及麻醉的数量也是最大的。与其他外科手术的麻醉原则一样，最重要的是保证患者安全、舒适的同时给手术提供最佳的操作条件。

(一)腹部外科手术的特点和对麻醉的要求

(1)腹部疾病患者病理生理变化较大，必须在术前尽可能予以纠正，术中麻醉选择要考虑对生理干扰小，对代谢、循环、呼吸影响最小，并注意保护腹腔内脏器，特别是肝、肾功能。

(2)腹腔内脏器深藏于腹腔内，手术部位深，区域阻滞麻醉下牵拉内脏容易发生腹肌紧张、鼓肠、恶心、呕吐、膈肌抽动等，不仅影响手术操作，误伤邻近组织，还会导致血流动力学改变和患者痛苦，所以多用全麻，且对肌肉松弛要求高。

(3)腹腔、盆腔巨大肿瘤、严重腹胀、大量腹水患者，不仅因腹压过高，膈肌运动受限而影响呼吸功能，且当剖腹减压时腹内压骤降，而发生血流动力学的骤然变化。因此，麻醉医师应做好预防，与手术医师密切配合，让患者腹内压缓慢下降，在适当扩容的同时使用血管活性药物，避免发生休克、缺氧和 CO_2 蓄积。

(4)误吸胃内容物是腹部手术麻醉的重要并发症和死亡原因，麻醉时应仔细评估，采取积极预防措施。大多数腹部手术前应给患者放置胃管，使胃排空。

(5)腹部手术常有内脏牵拉反应，这种牵拉反应受控于支配腹腔的交感神经及副交感神经。椎管内麻醉可阻断交感神经纤维的影响，但对迷走神经，特别是支配结肠左曲以上肠管和肝、胆、胰、脾等脏器的迷走神经阻断作用不完善，所以麻醉医师应注意消除来自迷走神经的内脏牵拉反应(辅助局部内脏神经封闭或应用镇痛镇静药、加深麻醉等方法)，以减少患者痛苦，维持循环稳定。

(二)腹部外科手术麻醉方法的选择

在腹部外科手术时，麻醉方法的选择应根据疾病种类、患者情况(年龄、有无其他系统并发症、空腹或饱胃、有无失血、脱水、酸碱失衡等)、手术部位、手术持续时间及麻醉医师对各种麻醉方式的掌握情况等来确定，但不管是什么麻醉方法，应尽可能满足以下要求：①患者安全无痛。②不加重原有疾病。③肌肉松弛能满足手术需要。④能维持稳定的呼吸、循环状态。⑤能及时而顺利苏醒。⑥术后很少或无并发症。麻醉方法中的局麻、椎管内麻醉和全麻都可用于腹部外科手术。

1.局部麻醉(局麻)

局麻方法简单、方便,对患者血流动力学干扰较小,适用于腹壁、疝气、肛瘘、痔核等短小手术,还可用于腹腔内的简单手术,如阑尾切除术、输卵管结扎术,但此时需施行肠系膜根部及腹腔神经丛封闭。此外,可用于重度休克,高度黄疸患者进行胆囊造瘘等急诊手术。但局麻镇痛常不够满意,无肌肉松弛效果,术野显露差,使用受到限制。

2.椎管内麻醉

(1)蛛网膜下隙麻醉(腰麻):腰麻适用于下腹部及肛门会阴手术。镇痛效果好,肌松满意,肠管塌陷,手术野显露清楚。但维持时间有限,术后患者偶有头痛及尿潴留等并发症,且禁忌证多,逐渐被硬膜外麻醉所取代。

(2)硬膜外麻醉:以往选用硬膜外麻醉较多。它有许多优点:①痛觉阻滞完善。②肌肉松弛满意。③对生理干扰小,呈节段性麻醉,麻醉范围局限在手术野,对呼吸、循环、肝、肾功能影响小。④因能阻滞部分交感神经,可使肠管收缩、塌陷,手术野显露好。⑤术后并发症少、恢复快,还可用于术后镇痛等,非常适用于下腹部、盆腔手术及范围不大的胃、肠、胆道手术,还可用于无低血容量的急腹症患者。但上腹部手术用高平面硬膜外麻醉对血流动力学及肺部通气的影响较全麻明显,特别是对低血容量的患者常引起明显的血压下降,甚至出现心搏骤停,同时硬膜外麻醉不能阻滞迷走神经引起的内脏牵拉反应,术中常常使用静脉麻醉药,而这些药物又会干扰呼吸、循环功能。

(3)全麻:适用于范围大或时间长的手术,也适用于伴有低血容量的急腹症患者。全麻患者意识消失,镇痛完全,虽不能完全抑制内脏牵拉反应但患者不感到痛苦,辅助肌松药也可使腹肌松弛满意,气管内插管还可以充分管理呼吸。麻醉深度容易控制,麻醉药用量少,安全范围大,术后苏醒快,因此已成为目前主流麻醉方式。但是,全麻苏醒时间长,术后仍需密切观察。由于患者情况不同,重要器官损害程度及代偿能力的差异,麻醉药物选择与组合因人而异。合理选用以上麻醉药物和麻醉方式,例如全身麻醉中联合硬膜外阻滞,不仅对患者生理干扰小,保证患者安全,更使手术操作顺利,患者术后苏醒快。

(三)常见腹部外科手术的麻醉

1.腹股沟疝修补术的麻醉

一般选用椎管内麻醉、腰麻和硬膜外麻醉都可,硬膜外麻醉穿刺部位多选 $T_{12}\sim L_1$ 或 $T_{11\sim12}$椎间隙,也可选用局麻。当手术分离疝囊颈和精索时,如患者有不适,可行局部封闭。绞窄性疝多伴有腹胀及脱水,可考虑选用全麻,为防止胃内容物反流误吸,麻醉前应行胃肠减压,并注意纠正脱水和酸中毒。

2.胃肠手术的麻醉

(1)胃肠疾病的病理生理:胃肠道疾病患者伴有食物的消化、吸收障碍,病程长的患者多伴有消瘦、贫血和低蛋白血症等。急性胃肠道疾病患者常有呕吐、腹泻或梗阻症状,治疗期间禁食和胃肠减压,使体液大量丧失,呈现严重的脱水、电解质紊乱和酸碱平衡失调。如幽门梗阻等高位梗阻时反复呕吐不能进食,造成脱水、营养障碍、低氯性碱中毒等;结肠梗阻等低位梗阻时由于呕吐及大量体液向肠腔渗出,造成严重的水和电解质丧失,血容量减少,致低钠性酸中毒。同时因肠壁通透性增加,肠腔内细菌容易进入门脉及腹腔,造成弥散性腹膜炎、败血症性休克及代谢性酸中毒。胃肠道穿孔或损伤，胃肠道内的化学物质和细菌进入腹腔，也易引起化学性或感染性腹膜炎。消化性溃疡累及血管壁还可发生严重出血，导致低血容量性休克。

（2）麻醉前准备

1）病情估计：胃肠道疾病患者的病理生理变化较大，术前应予以纠正，如血红蛋白应升至70g/L以上，心肺功能不全患者应维持在100g/L以上，纠正水、电解质、酸碱失衡等，以增强其对手术和麻醉的耐受力。胃肠疾病所致的急腹症患者，特别是休克症状明显者，应在明确诊断、补充血容量、纠正休克的同时尽快开始麻醉手术，决不能片面强调抗休克而延误病因治疗。

2）麻醉前用药：同一般手术。

（3）麻醉处理

1）椎管内麻醉：一般情况好、无休克、手术范围不大的胃肠道手术可选用硬膜外麻醉。胃、十二指肠、小肠手术的穿刺部位在$T_{8\sim9}$或$T_{9\sim10}$间隙，向头侧置管，阻滞平面以$T_4\sim L_1$为宜。右半结肠和阑尾手术的穿刺间隙应选$T_{11\sim12}$或$T_{10\sim11}$，间隙，向头侧置管，控制平面在$T_6\sim L_2$，左半结肠和直肠癌根治术宜选双管法，穿刺间隙在$T_{12}\sim L_1$，向头侧置管；$L_{3\sim4}$，向尾端置管，控制平面在$T_6\sim S_4$。其中阑尾和肛门处短小、简单手术还可选择蛛网膜下隙麻醉。在胃十二指肠溃疡穿孔、消化道出血、肝脾破裂、急性肠梗阻或肠坏死引起的代偿期休克，慎用硬膜外麻醉。椎管内麻醉用于胃肠道手术，一般不能满意抑制内脏牵拉反应，故在进腹探查前需辅以适量静脉镇痛、镇静药，但在椎管内麻醉影响呼吸、循环的基础上，静脉镇痛、镇静药会显著抑制呼吸、循环功能，故麻醉中应密切监测。

2）全麻：凡患者一般情况差，伴有休克，无论手术范围大小、时间长短，宜选用全麻。急诊、饱胃、上消化道出血、胃肠梗阻伴呕吐者，应给予抗酸药物并持续胃肠减压，存在困难气道时多采用表面麻醉下清醒插管，其他患者可在Selick手法下行快诱导插管，禁行面罩正压通气。全麻中以选择血流动力学影响小的药物为宜，麻醉维持需辅助肌肉松弛药，以保证足够的肌肉松弛，但要注意林可霉素、克林霉素或多黏菌素等氨基糖苷类抗生素或四环素引起的肌松作用延长（如呼吸延迟恢复），头孢类和青霉素无增强肌松作用的报道。

（4）麻醉管理：无论采取椎管内麻醉或全麻，都要加强呼吸的监测和管理，密切注意患者循环状态，特别是术前已有休克患者或手术中出血较多时，伴休克者术中继续抗休克治疗。此外，术中还应保护肝、肾功能，维持水、电解质、酸碱平衡，防治内脏牵拉反应引起的不良后果。

3.肝脾手术的麻醉

（1）肝脾疾病的病理生理：肝脏是腹腔内最大的实质器官，具有重要的生理功能。肝脏疾病导致肝功能受损，会引起严重的病理生理改变，如低蛋白血症、药物代谢功能低下等，同时多并发凝血因子合成障碍造成出血倾向。严重的肝功能受损患者，肾功能有时也会受到不同程度的损害。脾功能亢进患者有不同程度的贫血和血小板减少。如出现门脉高压，可使肝功能受损进一步加重，加重贫血、低蛋白血症的程度，导致腹水、电解质紊乱，同时凝血因子合成减少和血小板破坏增加也可加重出血倾向。肝脾破裂出血多为肝肿瘤破裂，或外伤所致，此时会出现不同程度的低血容量性休克。

（2）麻醉前准备

1）病情估计：肝脾疾病手术术前应纠正贫血和低蛋白血症，加强护肝治疗，如凝血功能异常，应针对性补充凝血因子，血浆或浓缩血小板，并适当辅以维生素 K 治疗，门脉高压伴腹水、电解质紊乱者术前应予以纠正，以提高对麻醉、手术和失血的耐受性及降低术后感染发生率。术前应做好输血和抗休克治疗的准备。

2)麻醉前用药：镇静镇痛药要个体化使用。

(3)麻醉处理：无明显出血倾向及凝血功能障碍的左肝叶切除和脾切除可选用硬膜外麻醉，穿刺部位在 $T_{8\sim9}$ 或 $T_{9\sim10}$，向头侧置管，术中要严格控制麻醉平面，以防低血压和缺血对肝功能的损害。伴有凝血功能障碍的肝叶切除，估计周围有粘连的脾切除、门脉高压患者的分流手术及肝、脾破裂手术宜选用全麻。气管插管操作要轻柔，防止因咽喉及气管黏膜损伤而导致出血。肝病造成分布容积增加，因此多数麻醉药物起始剂量增大，但恢复较为缓慢，因此麻醉维持中避免使用经肝脏代谢的药物，尽量减轻镇痛药及全麻药对肝脏的影响。肝、脾破裂出血伴休克者避免使用对循环有抑制的药物。

(4)麻醉管理：肝脾手术术中易出血，而止血较困难，特别是肝脏手术，有时需阻断肝脏血供，但常温下阻断肝门的时间不得超过 20 分钟，否则肝脏可因长时间缺血而坏死，同时做好大量输血的准备。术中要注意观察患者的创面渗血和凝血情况，必要时补充凝血因子。麻醉中还应注意肝、肾功能的维护，及时纠正水、电解质、酸碱平衡失调。

4.胆道手术的麻醉

(1)胆道疾病的病理生理：发生急性梗阻性化脓性胆管炎时，胆管内压升高，胆管扩张，细菌和毒素进入血液循环，使机体出现一系列的中毒症状，如皮肤瘙痒、血压下降、心动过缓、甚至昏迷。胆汁淤积还会使肝脏受累，导致低蛋白血症、凝血功能障碍等肝功能受损表现，极易导致严重的感染性休克。胆囊或胆道穿孔或损伤会引起化学性或感染性腹膜炎，血容量减少，血液浓缩(大量体液渗入腹腔内)。胆道出血常由感染、肿瘤或损伤所致，极易导致低血容量性休克。

(2)麻醉前准备

1)病情估计：麻醉前要给予消炎、利胆、护肝治疗。维生素 K 缺乏者应给予治疗，使凝血功能恢复正常。阻塞性黄疸患者迷走神经张力增高，应防治其引起的心律失常和低血压。术前伴有水、电解质、酸碱平衡失调、营养不良、贫血、低蛋白血症等，应予以纠正，提高其对手术、麻醉的耐受力。

2)麻醉前用药：有肝功能障碍者避免使用经肝脏代谢药物。有胆绞痛者避免使用吗啡、芬太尼等，以免使 Oddi 括约肌痉挛。胆道疾病，尤其是并发黄疸者，迷走神经极度兴奋，麻醉前必须给予足量阿托品以抑制其兴奋性，防止麻醉中迷走神经反射的发生而引起意外。

(3)麻醉处理：硬膜外麻醉、全麻及硬膜外麻醉复合全麻都可选用。硬膜外穿刺部位在 $T_{8\sim9}$ 或 $T_{9\sim10}$ 间隙，向头侧置管，阻滞平面在 $T_{4\sim12}$ 间，术中应防治迷走神经反射，必要时给予阿托品对抗。胆囊周围粘连严重，手术范围较广的手术宜选用全麻。麻醉药物中禁用对肝、肾功能有损害的药物，吸入麻醉药氟烷禁用，恩氟烷、七氟烷、地氟烷亦有一过性肝损害的报道。肌松药中苄基异喹啉类不经肝肾代谢，比甾体类更适合于阻塞性黄疸患者。对急性胆囊炎、坏疽性胆囊炎、坏死性梗阻性胆管炎合并感染性休克等急症患者以选用全身麻醉为佳。全麻药中对循环有抑制的药物应结合麻醉深度监测调整剂量，必要时加用血管活性药物，避免为维持血压造成术中知晓。术前应用激素对治疗感染性休克有一定争议，术中通过充分抗休克治疗及给小剂量的激素和纠酸治疗，血压应保证维持重要器官（心、脑）灌注的水平（平均动脉压高于60mmHg）。对有出血倾向的患者应给予有针对性药物治疗，适量输血浆。

5.胰腺手术的麻醉

（1）胰腺疾病的病理生理：胰头癌和十二指肠壶腹癌患者伴有严重的梗阻性黄疸、身体衰弱、营养不良、并伴有肝功能障碍。急性坏死型胰腺炎患者可出现呕吐、肠麻痹、胰腺出血、腹腔内大量渗出物，而导致低血容量性休克，水、电解质紊乱，酸碱平衡失调。脂肪组织分解形成的脂肪酸与血中钙离子起皂化反应引起血钙偏低。另外，脂肪组织分解还可释放一种低分子肽类物质（心肌抑制因子，MDF），有抑制心肌收缩力作用，使休克加重。由于腹膜炎限制膈肌运动，及血浆蛋白丢失使血浆胶体渗透压降低，易导致间质肺水肿，均使呼吸功能减退，甚至出现呼吸窘迫综合征。肾功能障碍也是常见并发症。胰腺内分泌肿瘤会导致相应的病理生理改变，如胰岛素瘤患者可出现严重的低血糖等。

（2）麻醉前准备

1）病情评估：胰头癌患者术前应改善全身情况和营养不良，纠正水、电解质失衡；有出血倾向者，给予维生素K及其他止血药。急性坏死性胰腺炎患者应行对症治疗，减轻肠麻痹引起的腹胀，预防呕吐、反流所致的误吸；如伴有休克者应积极纠正。

2）麻醉前用药：地西泮、镇痛药在有肝功能损害的患者应个体化使用。

（3）麻醉处理：简单的胰腺手术如胰腺囊肿可选用硬膜外麻醉，穿刺部位选 $T_{8\sim9}$ 或 $T_{9\sim10}$ 间隙，向头侧置管，但因胰腺，特别是胰头位置较深，周围毗邻复杂，且胰腺疾病病理生理改变较大，目前多选用全麻。急性坏死性胰腺炎伴休克者以及胰腺癌根治术的患者，因手术复杂，创伤大，麻醉中选用对呼吸，循环和肝、肾功能无损害的麻醉药。

（4）麻醉管理：急性坏死性胰腺炎患者术中注意补充血容量，纠正水、电解质紊乱，注意补钙，注意气道压力的变化，预防间质性肺水肿，甚至急性呼吸窘迫综合征的发生，注意心肌抑制和循环衰竭的发生；胰腺癌手术患者因手术创面大，注意补充血容量，宜进行中心静脉压监测，纠正水、电解质紊乱，还要注意保护肾功能，少尿时可用少量呋塞米预防急性肾衰竭；全胰腺切除还应根据血糖的变化给予胰岛素。

第六节　骨科手术麻醉

一、股骨颈骨折内固定术的麻醉

1.特点

（1）多发生于老年人，60岁以上者约占80%。老年骨折患者大多数合并其他疾病，如糖尿病、高血压、冠心病及肺部疾病，麻醉风险较高。

（2）因创伤引起的血肿、局部水肿及入量不足，存在术前低血容量。

（3）对创伤的应激反应可引起血液流变学的改变，血液多呈高凝状态。

2.注意事项

(1)多主张在连续硬膜外阻滞下手术,镇痛好,失血量少,并减少术后深静脉血栓的发生率。麻醉时摆放体位动作要轻柔,侧卧位时患肢下垫软垫,防止患肢受压引起疼痛不适、血压上升等。麻醉应严格无菌操作,正确确定穿刺部位,麻醉剂量要适当,防止过量、麻醉平面过宽。全麻术后发生低氧血症及肺部并发症者较多。

(2)对于术前合并冠心病的患者,入院后给予扩冠、营养心肌治疗,合理降压;对于合并慢性支气管炎等肺部疾病者,应积极控制肺部感染,提高手术麻醉耐受力。

(3)老年人心肺功能较差,应常规面罩给氧,避免低氧血症,辅助用药要对呼吸、循环影响轻微并且少量缓慢静脉推注。

(4)对术前的体液不足及术中失血量的估计较困难,麻醉期间易发生低血压,应及时补充血容量。必要时监测 CVP、HCT 及尿量。

(5)术前血液高凝状态是血栓形成和肺栓塞发生的重要原因,术中应行适当的血液稀释,避免过多异体输血。

二、全髋关节置换术的麻醉

1.特点

(1)手术创伤大,失血量多,止血困难。

(2)多为老年人,且常合并全身疾病。

(3)合并类风湿关节炎或强直性脊柱炎者,可增加麻醉穿刺或气管内插管的困难。

(4)术中骨黏合剂的应用可能引起低血压,一般在骨黏合剂充填后 30~60 秒或假体置入后 10 分钟内易发生低血压,应引起注意。

2.注意事项

(1)多主张在椎管内麻醉下手术。可减少术中失血量、术后深静脉血栓及低氧血症的发生率。

(2)对失血和麻醉的耐受性差,容易发生低血压,因此应注意补充血容量。

(3)对椎管内麻醉禁忌者,应选用全麻。全麻有利于呼吸功能的维持。

(4)加强循环功能监测。应常规监测 ECG、SpO_2、血压和尿量;必要时应监测直接动脉压、CVP 和动脉血气分析。全髋关节置换期间心血管不稳定,在截除股骨头颈部、扩大股骨腔和修整髋臼时常应密切观察。

三、脊柱侧凸畸形矫正术的麻醉

1.特点

(1)脊柱侧凸畸形多是青春期前或骨骼成熟前发生的脊柱侧凸,是小儿骨骼肌肉系统中最常见的畸形之一。

(2)引起胸廓变形,可损害心、肺功能。

(3)可能合并有其他先天性疾患。

(4)手术切口长,暴露范围广,出血较多。

2.注意事项

(1)术前对患者进行全面体检,正确评价心、肺功能,应拍摄胸部 X 线片、肺功能及动脉血气分析。病程长、有慢性缺氧者，可继发肺源性心脏病和肺动脉高压症。

(2)术前有呼吸道炎症者应积极治疗，并加强呼吸功能训练。

(3)术前开放静脉应尽量选粗的静脉，充分备血，维持一定的液体负荷。为减少出血，患者体位一定要安置好，腹部不能受压。如果腹部受压，腹压增高，下腔静脉回流障碍，可导致椎旁静脉丛扩张，出血量增大。

(4)恰当的控制性降压和成功的唤醒试验是脊柱侧凸畸形矫正术麻醉处理的关键。术中进行唤醒试验者，麻醉不宜太深。

(5)术后疼痛剧烈，常规进行镇痛。

四、椎管狭窄椎板切除减压术的麻醉

1.特点

(1)手术时常取俯卧位，而手术部位高于其他部位，因而对呼吸和循环的影响较大，且有发生空气栓塞的危险。

(2)颈椎病变使头部活动受限，气管内插管较困难；腰椎病变也可能给椎管内麻醉的穿刺带来困难。

(3)手术创伤大，失血较多。

(4)合并不同程度截瘫者，有长期卧床史，可影响心、肺功能。

2.注意事项

(1)腰椎管狭窄手术一般时间较长，连续硬膜外阻滞是脊柱外科常用的麻醉方法。它既能连续有效止痛，又能保持患者清醒，有助于判断是否损伤脊神经；还可以降低中心静脉压，使血压轻度降低及术野渗血减少，有利于手术操作。但对于年老体弱或体胖者，难以耐受俯卧位对生理的影响，宜选用全麻。

(2)颈椎手术一般在全麻下施行。头部活动受限者可行清醒插管，以免加重脊髓或脊神经的损伤。术中要求麻醉平稳，维持头部稳定，避免患者移动。截瘫严重者，全麻诱导禁用琥珀胆碱，避免因血钾突然升高而发生心律失常、心搏骤停等。

(3)麻醉中，监测尤为重要，即使局麻下颈椎管狭窄减压术亦应做好麻醉监测。

(4)俯卧位时应确保呼吸道通畅，防止导管扭折、脱出或滑入。在体位变更前后均应检查导管位置。

(5)在头高位时，血压不宜维持过低，以免发生脑供血不足。

五、骨科显微外科手术的麻醉

1.特点

(1)手术时间长，操作精细，要求麻醉平稳、镇痛完善。

(2)断肢再植者多为创伤患者，有的合并多处创伤，因而应注意对全身的检查和处理。

(3)术中常用抗凝药。

2.注意事项

(1)大多数可在阻滞麻醉下手术，尤其是连续硬膜外阻滞，还可用于术后镇痛和防止吻合血管痉挛。对于手术范围广泛、复合伤及不能合作者，宜选用全麻。

(2)避免发生低血压，可行适当血液稀释以降低血液黏稠度，有利于恢复组织的血运。

(3)为防止移植血管痉挛,尽量避免使用血管收缩药和防止发生低体温。

(4)注意创伤患者的监测和处理。

六、强直性脊柱炎患者的麻醉

(1)对该类患者做好术前检查、评估。严重强直性脊柱炎患者病程迁延较长,除患有关节疾病外,还常合并有心脏、血管疾病,部分患者可伴有限制性通气困难、营养不良等。需根据患者的具体情况最终确定麻醉方案。

(2)对于颈部活动度尚可的患者,椎骨的融合可能是不完全的,可成功地实施椎管内麻醉。进行穿刺操作时,尤其是在置入硬膜外导管时动作要轻柔,以免损伤血管与神经。

(3)对脊柱骨折和颈椎不稳定的患者应选择合适的体位。

(4)准备纤维支气管镜及经口、经鼻插管和气管切开的物品。常需采用纤维支气管镜引导下气管插管。

(5)由于长期患病,年老、体弱、贫血患者,对麻醉手术耐受性相对较差,而手术创伤大、时间长或出血多,会影响到患者围术期的安全。因此,术中应加强监测,注意维护呼吸、循环稳定,防止术中患者通气不足引起缺氧等一系列改变。

(6)对插管困难的患者术毕后气管内导管拔管,必须十分慎重。因拔管后有可能出现呼吸困难,有可能需要再次插管,这时将会遇到极度困难,甚至导致生命危险。拔管的原则是自主呼吸完全恢复,神志清醒。

第七节　休克手术的麻醉

一、麻醉前评估

(一)临床常见的休克类型

(1)失血性休克,如肝、脾破裂,异位妊娠。

(2)感染中毒性休克,如化脓性胆管炎、肠梗阻。

(3)创伤性休克,如颅脑外伤,胸、腹外伤。

(二)临床表现

(1)休克初期患者可表现为烦躁、焦虑或激动。休克加重时,患者由兴奋转为抑制,表现为表情淡漠或意识模糊,甚至昏迷。

(2)患者有口渴感提示血容量不足或脱水。

(3)皮肤颜色、温度、湿度和弹性:大多数患者表现为皮肤苍白、发绀、湿凉。但“高排低阻”型休克表现为皮肤干燥、温暖,故应结合临床其他表现进行综合分析。

(4)甲皱微循环障碍。

(5)外周静脉充盈度差,可观察颈静脉、肢体远端静脉。

(6)休克患者常有呼吸困难和发绀。

(7)尿量减少。

（三）血流动力学检查

1.血压和脉压

收缩压低于80mmHg或较平时低30mmHg，脉压小于20mmHg。

2.脉搏

早期即可表现为细速，严重时将不能触及。

3.中心静脉压

休克时低于6cmH_2O。

4.其他

心排血量及肺毛细血管楔压异常。

（四）实验室检查

（1）全血细胞计数、Hb及Hct。

（2）动脉血气分析和电解质测定。

（3）弥散性血管内凝血（DIC）实验室检查：常用指标有血小板计数、出凝血时间、凝血酶原时间、凝血酶时间、部分凝血活酶时间、优球蛋白溶解试验，3P试验及其他凝血因子测定。

（4）尿检查：尿量、尿比重、尿素氮、肌酐等。

二、麻醉处理

（一）麻醉准备

（1）麻醉前采取妥善措施，对危及生命的病变或创伤应急救处理。

（2）必要时气管内插管或气管切开。

（3）血容量不足时快速补液，如外周静脉不易穿刺则行深静脉置管，导管的内径要足够粗。

（二）麻醉选择

1.局部麻醉

范围小的手术，局部浸润、局部神经阻滞麻醉能完成的手术。

2.椎管内麻醉

休克纠正前禁用椎管内麻醉。术前治疗已使低血容量性休克得到纠正的患者，低、中平面的椎管内麻醉可选用，但应在严密监护下实施，严格控制麻醉阻滞平面。

3.全身麻醉

休克患者原则上应选用全麻，尤其遇到以下情况时必须选用全身麻醉：

（1）高热，意识模糊，合作欠佳。

（2）低血压休克患者，扩容治疗和正性肌力药效果不良。

（3）饱胃患者。

4.麻醉诱导

可采用芬太尼联合地西泮、咪达唑仑、依托咪酯或氯胺酮，亦可加用吸入麻醉和肌肉松弛药诱导。

5.麻醉维持

以阿片类和苯二氮䓬类药相结合，必要时吸入低浓度恩氟烷、异氟烷或七氟烷加深麻醉。肌松药可选用维库溴铵、阿曲库铵、泮库溴铵等。

第二章　胸心外科疾病

第一节　胸部创伤

一、分类

（一）根据损伤暴力性质不同

1.钝性伤

减速性、挤压性、撞击性、冲击性暴力等所致，损伤机制复杂，多有肋骨或胸骨损伤，常合并其他部位损伤。伤后早期易误诊或漏诊，多数不需要开胸手术治疗。

2.穿透伤

多由火器或锐器暴力所致，损伤机制较清楚，损伤范围直接与伤道有关，早期诊断较容易。器官组织裂伤所致的进行性出血是伤情进展快、伤员死亡的主要原因，部分穿透性胸部损伤需要开胸手术治疗。

（二）根据损伤是否造成胸腔与外界沟通

1.开放性胸部损伤

常导致开放性血气胸，伤情较重。

2.闭合性胸部损伤

轻者为胸壁软组织损伤、肋骨骨折；重者为血气胸、心脏损伤、心包出血。

二、治疗

对较轻的胸外伤，一般对症处理即可，如镇痛、相对限制活动（如包扎固定）等。对伤情较重者应遵循急救“ABC”法则（A：呼吸道清理；B：呼吸支持；C：循环支持），然后在此基础上视具体情况进行针对性处理。如有胸壁创口者，应予清创缝合；有血、气胸者，如量较少则密切观察，量多则应予胸膜腔闭式引流，同时应预防感染。如有连枷胸，应在软化区加压包扎固定，纠正反常呼吸活动。

即使在较严重的胸外伤中，大多数患者只需经胸腔闭式引流及其他保守治疗即可治愈。一旦出现下列情况，应及时行剖胸探查术：

（1）胸膜腔内进行性出血，经保守处理效果不佳，可能存在胸腔内较大血管、肋间血管损伤或较严重的肺组织损伤。

（2）经引流后，仍存在较大的持续漏气现象，提示有较广泛的肺组织或支气管损伤。

（3）心脏、大血管损伤。

（4）膈肌损伤或胸腹联合伤。

（5）食管破裂。

（6）大范围胸壁创伤导致胸壁软化等。

对其他一些情况如胸腔内存在较大异物、凝固性血胸、陈旧性支气管破裂也应尽早行手术治疗。

第二节　肋骨骨折

胸部创伤中肋骨骨折最常见，由直接暴力和间接暴力引起。①第1～3肋骨粗短，且有锁骨、肩胛骨保护，不易发生骨折。但一旦发生说明暴力巨大，常合并锁骨、肩胛骨骨折和颈部、腋部血管神经损伤。②第4～7肋骨长而薄，最易折断。③第8～10肋骨前端因与肋弓相连而不易骨折。④第11～12肋骨的前端游离，弹性较大而不易骨折；如果发生骨折，容易引起腹内脏器和膈肌损伤。多根多处肋骨骨折将使局部胸壁失去完整肋骨的支撑而软化，出现反常呼吸运动，即吸气时软化区胸壁内陷，呼气时外突，称为连枷胸。

一、诊断

（一）临床表现

有胸部外伤史，局部疼痛，疼痛使得呼吸变浅、咳嗽无力，呼吸道分泌物增多、潴留，易导致肺不张和肺部感染。胸壁可有畸形，局部压痛，挤压胸部疼痛加重，甚至出现骨擦音，此可与软组织损伤鉴别。刺破胸膜可见血胸、气胸、皮下气肿。伤后晚期由于骨折断端移位可造成迟发性血胸或血气胸。多根多处肋骨骨折导致胸壁软化，形成连枷胸，使呼吸困难更明显，常可导致呼吸循环衰竭，威胁生命。

（二）辅助检查

胸部X线检查，包括正位、侧位和斜位平片可见肋骨骨折端、骨折线和断端错位，但不能显示前胸肋软骨骨折。目前在有条件的医院采用X线CR和DR检查对诊断有较大的帮助，而肋骨三维CT重建则有更清晰的肋骨显示。

二、治疗

肋骨骨折一般均能自行愈合，即使断端对位不良，愈合后也不影响胸廓的呼吸功能。因此对单根或数根肋骨单处骨折，治疗的目的是减轻疼痛症状，使患者能进行正常呼吸活动和有效排痰，防止呼吸道分泌物潴留所致的肺不张、肺炎等并发症，对老年患者尤为重要。根据疼痛的程度可选用不同的镇痛剂，一般以口服或局部用药为主，辅以胸带包扎、相对限制局部活动等。较严重的可予肌注镇痛剂或肋间神经封闭。肋间神经封闭的范围应包括骨折区所有的肋间神经和骨折区上下各两根肋间神经，每根肋间神经在脊椎旁注入1%～2%普鲁卡因或2%利多卡因3～5 mL。必要时数小时后重复，可连续封闭数天以维持疗效。鼓励患者咳嗽、咳痰、起床活动，是防止肺部并发症的重要措施。

多根多处肋骨骨折者应做详细检查以排除胸腔内其他脏器是否也受到损伤，并按伤情及早给予相应处理。产生明显或范围较大的反常呼吸运动，影响呼吸功能者，需采取下列方法治疗。

1.敷料固定包扎

用厚敷料或沙袋压迫覆盖胸壁软化区并固定包扎，可限制软化区胸壁的反常活动。

2.胸壁外固定术

在麻醉下用手术巾钳夹住游离段肋骨或用不锈钢丝绕过肋骨将软化区胸壁提起，固定于胸壁支架上，可消除胸壁的反常呼吸活动。

3.胸壁内固定术

切开胸壁软组织显露骨折断端后，用金属缝线或钛板、可吸收肋骨钉连接固定每一处骨折的肋骨。双侧多根肋骨骨折引发的严重的胸壁软化可用金属板通过胸骨后方将胸骨向前方拉起，再将金属板的两端分别固定于左右两侧胸廓的肋骨前方的方法，以消除反常呼吸活动。

4.呼吸机辅助法

重症患者经口、鼻气管插管或气管切开，于气管内置管连接呼吸机后作持续或间断正压通气，这种强制方法可减轻反常呼吸活动，便于呼吸道分泌物清除，并能保证通气，利于抢救。待患者病情稳定、胸壁相对固定后，可逐渐停止呼吸机治疗。

开放性肋骨骨折：无论单根还是多根肋骨开放性骨折，均应尽早施行清创术，摘除游离的断骨碎片，剪去尖锐的骨折断端，以免刺伤周围组织；肋间血管损伤者，应予缝扎止血。骨折根数不多者不需要固定断端，多根多处骨折则需做内固定术。胸膜破损者宜放置肋间引流管，然后分层缝合创口。术后宜用抗生素。

第三节　创伤性气胸

胸膜腔内积气称为气胸。气胸的形成多由于肺组织、气管、支气管、食管破裂，空气进入胸膜腔，或因胸部伤口穿破胸膜，外界空气进入胸膜腔所致。气胸可分为闭合性气胸、开放性气胸和张力性气胸三类。

一、闭合性气胸

闭合性气胸的胸膜腔内压低于大气压，胸膜腔积气量决定伤侧肺萎陷的程度。

（一）诊断

1.临床表现

轻者无症状，重者有明显呼吸困难。体检可发现伤侧胸廓饱满，呼吸活动度降低，气管向健侧移位，伤侧叩诊呈鼓音，听诊呼吸音减弱。

2.辅助检查

胸部X线检查可显示不同程度的肺萎陷和胸膜腔积气。

（二）治疗

（1）对于胸腔积气量少者，无须特殊处理，积气一般可在2周内自行吸收。

（2）中等量气胸可进行胸膜腔穿刺，抽出积气。

（3）大量气胸应行胸腔闭式引流术，促进肺尽早膨胀，并使用抗生素预防感染。

二、开放性气胸

外界空气经胸壁伤口或软组织缺损处，随呼吸自由进出胸膜腔。空气出入量与胸壁伤口大小有密切关系，伤口大于气管口径时，伤侧肺完全萎陷。如伤侧胸膜腔内压显著高于健侧，纵隔向健侧移位,健侧肺扩张受限。呼、吸气时两侧胸膜腔内压力不均衡,出现周期性变化,使纵隔在吸气时移向健侧;呼气时移向伤侧,称为纵隔扑动。

(一)诊断

1.临床表现

呼吸困难、鼻翼扇动、口唇发绀、颈静脉怒张。胸部吸吮样伤口:伤侧胸壁可见伴有气体进出胸腔发出吸吮样声音的伤口。体检:伤侧胸廓饱满,气管向健侧移位,伤侧叩诊呈鼓音,听诊呼吸音消失,严重者可伴有休克。

2.辅助检查

胸部X线可见伤侧胸腔大量积气,肺萎陷,纵隔移向健侧。

(二)治疗

1.开放性气胸急救处理要点

立即将开放性气胸变为闭合性气胸,赢得挽救患者生命的时间。

2.医院进一步处理

给氧,补充血容量,纠正休克;清创、缝合胸壁伤口,行胸腔闭式引流术;给予抗生素,鼓励咳嗽排痰;如怀疑胸内脏器损伤或活动性出血,则应开胸探查。胸腔闭式引流术的适应证:①中、大量气胸,开放性气胸,张力性气胸。②胸腔穿刺术治疗下胸腔内气体增加者。③需使用机械通气或人工通气的气胸或血胸复发者。方法:根据诊断确定插管的部位,气胸引流一般在伤侧前胸壁锁骨中线第2肋间,血胸则在腋中线或腋后线第6或第7肋间,血气胸通常也在腋中线或腋后线第6或第7肋间。患者半卧位,消毒后用利多卡因在局部胸壁全层浸润麻醉,切开皮肤约2cm,钝性分离肌层,经肋骨上缘置入带侧孔的胸腔引流管。引流管的侧孔置入胸腔2～3cm。引流管外接闭式引流装置,保证胸腔内气体、液体克服3～4cm水的压力能通畅引流出胸腔,而外界空气、液体不会吸入胸腔。术后应经常挤压引流管以保持管腔通畅,记录每小时或24小时引流量。引流后经X线检查肺膨胀良好,无气体和液体排出24小时以上,可在患者深吸气屏气后拔除引流管,并用凡士林纱布与胶布封闭伤口。

三、张力性气胸

气管、支气管或肺损伤处形成活瓣,导致每次吸气进入胸膜腔并积累增多,胸膜腔压力高于大气压,又称为高压性气胸。呼吸困难的病理生理:伤侧肺呼吸面积严重减少或消失,纵隔明显向健侧移位,健侧肺受压,通气血流比例失衡,影响肺通气和换气功能;腔静脉回流受阻。

(一)诊断

1.临床表现

严重或极度呼吸困难、烦躁、意识障碍、大汗淋漓、发绀。查体:气管明显移向健侧,颈静脉怒张,多有皮下气肿。伤侧胸廓饱满,叩诊呈鼓音,听诊呼吸音消失,严重者可伴有休克。

2.辅助检查

胸部X线片见伤侧肺完全被压缩,纵隔向健侧移位,致健侧肺亦受压。

(二)治疗

张力性气胸是可迅速致死的危急重症,必须尽快胸腔穿刺排气。迅速使用粗针头穿刺胸膜腔减压,并外接单向活瓣样装置;在紧急时可在针柄部外接剪有小口的柔软塑料袋、气球或避孕套等，使胸腔内的高压气体易于排出，而外界空气不能进入胸腔。进一步处理应安置胸腔闭式引流管。持续漏气而难以膨胀时应考虑开胸探查术。

第四节　创伤性血胸

胸膜腔内积血称为血胸，可与气胸同时存在。胸膜腔内积血的主要来源：心脏、胸内大血管及其分支、胸壁、肺组织、膈肌和心包血管出血。血胸发生后不仅因血容量丢失而影响循环功能，还可压迫伤侧及健侧肺组织，使呼吸面积减少；纵隔移位影响腔静脉回流。出血量超过肺、心包、和膈肌运动所引起的去纤维蛋白作用时，胸腔内积血发生凝固。凝血机化后形成纤维板，限制肺与胸廓活动，损害呼吸功能。当胸腔闭式引流量减少，而体格检查和影像学检查发现有血胸持续存在时，应考虑凝固性血胸。血液是良好的培养基，经伤口或肺破裂口侵入的细菌，会在血液中迅速繁殖，引起感染性血胸，最终导致脓胸。

一、诊断

血胸的临床表现与出血量、速度和个人体质有关。一般而言，血胸量≤0.5L为少量血胸，值0.5～1.0L为中量，值>1.0L为大量血胸。患者可有不同程度的低血容量表现：面色苍白、脉搏细速、血压下降、末梢血管充盈不良。并有不同程度的胸腔积液表现：呼吸急促、肋间隙饱满、气管向健侧移位、伤侧叩诊浊音和呼吸音减低及相应的胸部X线表现。胸穿抽出血液可明确诊断。进行性血胸征象：①持续性脉搏加快、血压降低，或虽经补充血容量血压仍不稳定；②胸腔闭式引流量每小时超过200mL，持续3小时；③血红蛋白量、血红细胞计数和血细胞比容进行性降低，引流胸腔积血的血红蛋白量和红细胞计数与周围血相接近。感染性血胸征象：①有畏寒、高热等感染的全身表现；②抽出胸腔积血1mL，加入5mL蒸馏水，无感染者呈淡红透明状，出现浑浊或絮状物提示感染；③胸腔积血无感染时红细胞与白细胞计数比例应与周围血相似，即500∶1，感染时白细胞计数明显增加，比例达到100∶1可确诊为感染性血胸。④积血涂片和细菌培养发现致病菌有助于诊断，并可依此选择有效抗生素。

二、治疗

1.非进行性少量血胸

胸腔穿刺或胸腔闭式引流术，及时排出积血，促使肺复张，改善呼吸功能；并使用抗生素预防感染。胸腔闭式引流术指征应放宽，以利于观察出血量。

2.进行性血胸

应及早行开胸探查手术。

3.凝固性血胸

应待伤员情况稳定后尽早手术，采用凝固性血胸清除术及胸膜纤维板剥除术，清除血块，并剥除胸膜表面血凝块机化的薄膜；开胸手术可提早到伤后2～3天，更为积极的开胸引流则无益；但明显推迟手术时间可能使清除肺表面纤维蛋白膜变得困难，从而使得简单手术复杂化。

4.感染性血胸

应及时改善胸腔引流，排尽感染性积血或脓液。如效果不佳或肺复张不良，应尽早手术清除感染性积血，剥离脓性纤维膜。

近年来电视胸腔镜已用于凝固性血胸、感染性血胸的治疗。

第五节　脓　胸

胸膜腔化脓性感染后的脓液积聚，即形成脓胸。脓胸的液体为高比重的浑浊液，含有变性白细胞、坏死组织残骸和细菌。脓胸可分为：①全脓胸：脓液占据整个胸膜腔；②局限性或包裹性脓胸：脓液积聚于肺与局部胸壁之间、肺叶之间、肺与膈肌或纵隔之间。根据脓胸的病程和病理反应，可分成急性和慢性两种。自从抗生素问世以来，脓胸的发病率和死亡率均已明显降低。但近年来，随着厌氧菌感染的明显增多，新的抗药菌株的出现以及免疫抑制剂的大量应用，增加了发生脓胸的风险。

一、急性脓胸

急性脓胸大多为继发性感染，由邻近胸膜的器官化脓性感染引起。最常见的原发病灶多在肺部（40％～60％），胸外科手术和外伤所致脓胸约占30％。

胸膜腔感染途径：

（1）肺部化脓性病灶侵及胸膜或病灶破裂直接累及胸膜腔。

（2）邻近器官的化脓性感染，直接穿破或经淋巴途径侵犯胸膜腔，如膈下脓肿、肝脓肿、纵隔脓肿和化脓性心包炎等。

（3）全身脓毒症或菌血症，致病菌经血液循环进入胸膜腔。

（4）胸部穿透伤带入细菌和（或）异物导致感染和化脓。

（5）手术后胸膜腔感染。

（6）血胸的继发性感染。

（7）支气管瘘或食管胃吻合口瘘。多种致病菌可引起胸膜腔混合感染。厌氧菌与需氧菌混合感染的脓液常具有恶臭，称为腐败性脓胸。脓腔内同时有气体和脓液，出现液平面称为脓气胸。脓胸可自行穿破胸壁，向外溃破成为自溃性脓胸。

（一）诊断

1.临床表现

由于大多数脓胸继发于肺部感染，因此急性炎症和呼吸困难常是急性脓胸患者的主要症状。患者常有胸痛、高热、呼吸急促、食欲减退、周身不适等症状。由于脓胸的症状与病因及分期、胸膜腔内脓液的多少、患者防御机制的状态，以及致病菌毒力的大小有关，临床表现可以相差很大。血液化验则有白细胞总数及中性白细胞明显增高。肺炎后的急性脓胸，多在肺炎缓解后1～2周突然出现胸痛，体温升高，有持续高热，肺炎尚未消退，随之出现脓胸。重症脓胸可有咳嗽、咳痰、发绀等症状。患者可出现急性病容，有时不能平卧，患侧呼吸运动减弱、肋间隙饱满。叩诊可发现患侧上胸部呈鼓音，下胸部呈浊音，大量胸膜腔积脓则纵隔向对侧移位，气管及心浊音偏向健侧。听诊呼吸音减弱或消失，语颤减弱。

脓胸的并发症可发生于脓胸形成的任何阶段，但更常见于脓胸的慢性期。主要并发症如下。①支气管胸膜瘘:支气管胸膜瘘常由肺脓肿破入胸膜腔而形成,脓液经支气管胸膜瘘进入气管咳出,或流入对侧肺引发感染。②胸壁窦道:脓液也可穿向胸壁皮下组织,溃破后形成脓窦。③脓胸还可并发纵隔脓肿、肋骨或胸骨骨髓炎、脑脓肿、心包炎、脓毒症等。④急性脓胸可发展成慢性脓胸、肺纤维化及胸壁挛缩。

2.辅助检查

肺部炎症经抗生素治疗后患者仍有高热等症状,胸部X线检查出现积液阴影即应怀疑并发脓胸。X线检查常见胸部有一片均匀模糊阴影,积液量较多时直立位时常在下胸部呈典型的S形线(Ellis线)。胸部CT可鉴别脓胸、胸膜下肺脓肿、肺囊肿以及肺部原发炎性病灶。通过测定积液厚度及有无萎陷可对脓胸进行分期,确定分隔的严重程度。局限性脓胸则可包裹在肺叶间、膈肌上或纵隔面。脓腔内同时有气体则可见到液平面。在可疑的病例,经X线透视或超声定位后做胸腔穿刺,抽得脓液即可确诊。抽得脓液需分别送细菌涂片、细菌培养和抗生素敏感试验,及早选用适当抗生素。如果穿刺抽出的脓液呈灰色、稀薄,且带恶臭者,常是肺脓肿溃破或食管穿破引起的腐败性脓胸,这种脓液是多种细菌混合感染,包括需氧菌和厌氧菌。

由于大部分患者在接受外科处理之前已应用了多种抗生素,多数患者无法分离出致病菌。

(二)治疗

急性脓胸治疗原则如下。

(1)选择敏感抗生素控制感染。

(2)及时抽除或引流脓腔内脓液,使受压的肺复张以恢复其功能。

(3)胸腔内滴注纤维蛋白溶解药物(链激酶或尿激酶)可使纤维蛋白凝块液化,使胸腔引流更为容易,但在急性期不宜使用。

(4)支持治疗,呼吸护理,注意营养,补充维生素,矫正贫血;治疗并发症。

(5)治疗引起脓胸的病因。

引流脓液方法如下。

(1)胸腔穿刺抽液:经胸透和超声定位,进针应选在脓腔底上1～2肋间肋骨上缘,可避免损伤肋间血管。尽量吸净脓液。抽吸后将抗生素注入胸腔。

(2)肋间闭式引流:脓液稠厚穿刺不易抽净,毒性症状难以控制时,及早行闭式引流。对急性脓胸,特别是脓气胸或小儿脓胸,应早期施行闭式引流。生理盐水或碘制剂胸腔冲洗有助于稀释脓液,排出坏死物,缩短治疗时间。肋间插管要尽量选用较大口径(28～32号)的导管,与水封瓶连接,防止肺萎陷。若引流不畅,应在X线透视下重新调整引流管位置。经上述处理,可迅速排空脓腔内的大量脓液,减轻患者中毒症状,开始肺复张、胸膜粘连消灭脓腔。闭式引流后10～12天,胸片上显示脓胸消失,可拔除肋间引流管,不需进一步治疗。如脓胸愈合状况不很清楚,可经胸管注入造影剂以获得正确评估。

(3)肋床闭式引流:对脓液稠厚、有多个脓腔、闭式引流不能控制中毒症状的多房性脓胸,可切除一段肋骨进入脓腔,分开多房腔的间隔成为一个脓腔,通过另一个小切口,在脓腔最低位置放置大口径引流管作闭式引流。

(4)纤维层剥脱术:常用于感染或非感染血胸病例。这时肺虽被纤维脓性外膜所约束,但仍可复张。纤维层剥脱术后可以继续闭式引流。肺可重新扩张,两层胸膜粘连,消除胸膜腔使脓胸愈合。

(5)20 世纪 90 年代以来,电视胸腔镜技术应用日益增多,通过胸腔镜可完全排出脓液,打开分隔,并可从肺表面剥脱纤维板。病程短于 4 周的脓胸治愈率高于病程超过 5 周的脓胸患者。

二、慢性脓胸

急性脓胸 6～8 周后,即逐渐转入慢性期。形成慢性脓胸的原因有:

(1)急性脓胸期治疗不当或治疗不及时,如纤维素较多、脓液稠厚的病例没有及时作引流术;引流管太细;引流管放置位置过高或过深,引流不畅;过早拔除引流管,脓胸尚未愈好等。

(2)合并有支气管胸膜瘘或食管瘘,污染物质及细菌不断进入胸膜腔。

(3)脓腔内有异物存留,如弹片、死骨、换药时不慎遗留棉球或短橡皮引流管等。

(4)肝或膈下脓肿溃破入胸膜腔引起脓胸,原发脓肿未得到及时治疗。

(5)某些特殊感染如结核分枝杆菌、真菌感染。

以上原因引起胸膜腔壁层和脏层胸膜纤维层增厚,使肺被紧裹而不能膨胀,胸内残腔不能闭合,形成慢性脓胸。

(一)诊断

1.临床表现

由于脓胸厚层纤维板的形成,脓液中毒素的吸收较少,慢性脓胸患者出现急性毒性症状,如高热、多汗和白细胞增高等,明显减轻。但由于长期消耗,患者常有消瘦、低热、贫血、低白蛋白血症等,并有慢性咳嗽、脓痰、胸闷不适等症状。合并支气管胸膜瘘者,当患者向健侧卧时呛咳加重,咳出的痰液与脓胸的脓液性状相同。

体检可发现气管移向患侧。胸廓活动受限,肋间变窄。叩诊呈浊音,呼吸音减低和消失,有时可见杵状指(趾)。胸部溃破或引流者可见到瘘口。

2.辅助检查

胸部 X 线片可见胸膜增厚、胸廓收缩、肋骨增生,切面呈三角形,膈肌抬高。结核菌引起的脓胸可见肺内有结核病变和胸膜钙化。合并支气管胸膜瘘可见液平面。为进一步了解萎陷肺有无病变,还需做深度曝光片或 CT 检查。支气管镜检查可明确支气管腔是否通畅。支气管碘油造影可明确周围支气管情况,有无支气管扩张或有无瘘管存在。有窦道与胸外相通可施行窦道碘油造影术,明确脓腔大小和部位。局限性或包裹性脓胸可在超声定位下抽脓确诊。

(二)治疗

主要治疗原则如下。

(1)全身支持疗法改善营养状况,纠正患者的贫血和低蛋白血症,尽可能作些适当活动以增强体力。贫血严重的患者应行多次少量输血和进食高热量、高蛋白饮食。

(2)消除胸膜间脓腔,去除坏死组织。

(3)肺扩张恢复肺功能。

手术方法如下。

1.改善原有的脓腔引流

原有引流不畅的患者应先扩大引流创口,或根据脓腔造影选择适当部位另做肋床引流术或胸廓开窗术，使脓液排除干净。控制脓腔的感染，不但可为以后的手术创造有利条件，少数患者还可因引流改善后，脓腔得以闭合。

2.胸膜纤维板剥除术

剥除壁层及脏层胸膜上纤维板，使肺组织从纤维板的束缚中游离出来，重新扩张，胸壁也可恢复呼吸运动，既能改善肺功能，又可免除胸廓畸形，是最理想的手术。适用于肺能复张、病程超过6周(即Ⅲ期脓胸)的病例。

手术在全麻下进行，取后外侧胸部切口。切除第5或第6肋骨，切开肋骨床，沿胸膜外间隙钝性剥离胸膜纤维板层。切口上下剥离至一定程度后，用牵开器撑开切口，扩大剥离范围。少数病例可以将纤维板层完整剥脱，但绝大多数病例需将脓腔切开，吸尽脓液及纤维素，刮除肉芽组织。肺表面纤维板剥脱比较困难的部位常就是原发病灶所在之处，可绕过它进行剥离。剩下部分脏层胸膜纤维不能剥离时，可用刀片由纵、横方向划开胸膜，以利于肺的膨胀。手术时失血较多，止血要彻底。术后血胸和肺破口漏气影响肺复张，往往是手术失败的主要原因。因此，要求安放较粗的橡皮引流管，保证引流通畅。必要时可加用负压吸引。手术死亡率为1.3%～6.6%。

3.脓腔清洁消毒术

Clagett等报道对全肺切除后脓胸患者采用此方法，对不合并支气管胸膜瘘者有效率为50%～70%。胸膜腔开放引流，反复清创，抗生素溶液冲洗，最终闭合胸腔。此方法耗时长，适用于难以耐受胸廓成形术，其他方法无效的脓胸患者。

4.脓胸肺切除术

慢性脓胸合并肺组织和(或支气管已有广泛破坏如空洞、支气管扩张或广泛纤维化和(或)肺不张时，应将脓胸和病肺一并切除。可施行肺叶或脓胸全肺切除术，称为脓胸肺叶或脓胸全肺切除术。手术时创伤大，出血多，术前需给予营养和输血改善全身情况，术中补足大量失血。施行脓胸全肺切除术的患者如条件允许可做同期胸廓成形术；如患者不能耐受手术则可延期施行。

5.胸廓成形术

胸廓成形术是切除患部肋骨，使胸壁塌陷，压缩消灭脓腔的术式。现在常用改良的胸膜内胸廓成形术，仅在骨膜下切除脓腔顶部相应的肋骨和壁层胸膜纤维板。进入脓腔内清除脏层胸膜上的肉芽组织和脓块后，将肋间束(包括肋骨骨膜、肋间肌、肋间神经和肋间动、静脉)顺序排列固定在脏层胸膜纤维板上，然后缝合肌层和皮肤。由于肋间束血液供应丰富，肋间肌不会坏死。

胸膜内胸廓成形术适用于慢性脓胸或结核性脓胸、肺内有活动性结核病灶，及有支气管胸膜瘘者。切口设计要根据脓腔的范围和部位而定。手术时要显露脓腔的全部。先切除第5和第6肋骨，经肋床切开增厚的胸膜进入脓腔，经切口吸尽脓液，清除腔内坏死组织，探查脓腔范围，再切除相应的肋骨。翻转肋间肌，切除壁层纤维板及肉芽组织，保留肋间肌。要避免撕破损伤正常肺组织。冲洗脓腔，彻底止血。脓腔安放1～2条引流管，充分引流，保证伤口内无积血、积液。胸壁肌层用肠线缝合固定，最后用丝线松松对合皮肤切口，外用棉垫及绷带加压包扎。

第六节　气管、支气管异物

气管、支气管异物最多见于3岁以下婴幼儿，老年人也不少见，男性明显多于女性。临床症状可轻可重，典型症状有阵发性咳嗽、喘鸣，可造成慢性肺损伤，也可以无明显不适。硬质支气管镜取异物是首选的治疗方法。

一、诊断

（一）临床表现

支气管异物所产生的症状可分为4期。

1.异物吸入期

异物吸入气管后产生剧烈的咳嗽、憋气，甚至发生窒息。

2.安静期

异物滞留在相应大小的气管、支气管后，症状消失或仅有轻微咳嗽。

3.刺激或炎症期

由于异物对气道的局部刺激和继发炎症，咳嗽加重，并有发热症状。

4.并发症期

轻者引起支气管炎、肺炎、肺不张，异物长期滞留可导致肺脓肿、脓胸、支气管扩张等，临床表现为咳嗽、咳脓痰、发热、咯血、呼吸困难。应用抗生素和激素可减轻或掩盖上述表现。

气管、支气管异物的体征是多样的，有时不易确定诊断，20%～40%的患者体格检查无异常。常见的体征有：颈前触诊可有气管内异物上下移动的击拍感，听诊时有击拍声；有阻塞性肺气肿者叩诊呈鼓音，肺不张者呈浊音；听诊患侧呼吸音减弱，可闻及干、湿啰音。并发肺部感染者有相应体征。

（二）辅助检查

1.X线检查

对X线不透光的异物可确诊并定位。对植物性等透X线异物，除常规吸气期胸片之外，还需作呼气末期摄片，有时可见肺气肿、纵隔移动表现。大约60%患儿可出现患侧过度膨胀，还可出现肺不张、肺渗出性改变。成人肺不张更为常见。婴幼儿因摄片时不协作，胸透更为适用。但X线检查正常并不能排除诊断。

2.CT

CT检查显现的多为间接征象，不能确认异物本身。

3.MRI

MRI能显影出花生、葵花子等富含脂肪的异物。支气管镜检查是最重要的诊断手段，并能同时取出异物。对有迁延不愈的咳嗽，反复发作的支气管炎、肺炎，临床上怀疑有气管、支气管异物的患者，均应尽早做支气管镜检查。

二、治疗

不宜采用体位引流和吸入支气管扩张剂。绝大多数气管、支气管异物可经内镜取出，经内镜无法取出或出现严重并发症者需外科手术治疗。

（一）内镜治疗

硬质支气管镜取异物是首选的治疗方法，可快速钳取各种大小和形状的异物，并可维持通气。同时还可吸引气道内滞留的分泌物，清除增生的肉芽，从而解除因阻塞而引起的肺气肿、肺不张等。90%～95%的异物可经硬质支气管镜取出。对硬质支气管镜钳取困难的外周支气管异物，或因头、颈外伤以及人工机械通气无法插入硬质支气管镜情况下，则可经纤维支气管镜检查和取出支气管异物。对呼吸道狭小的婴幼儿，因纤维支气管镜身以实体为主，易发生通气不良，甚至有窒息危险，临床不宜采用。

（二）手术治疗

1.气管切开术

如患者出现严重的呼吸困难，病情危急，则紧急行气管切开术，以改善通气，并同时经气管切口直接或辅以内镜取出异物。异物较大或形状特殊，估计通过声门困难，先行气管切开后再以内镜取出异物。气管切开术亦常用于内镜治疗后喉水肿的患者。

2.剖胸手术

经内镜无法取出异物者，则应进行剖胸手术治疗。因异物可能发生移位，甚至进入对侧支气管，因此术前需再次确定异物的部位。术前常规应用抗生素。术中肺组织萎陷后常能触及异物，结合术前定位检查，于异物近端切开相应的支气管，取出异物。异物取出后，要充分清除支气管远端的潴留物，如有支气管腔内肉芽组织增生，应予刮除，术前不张的肺大多能复张。如异物长期存留，肺组织病变严重难以复张，则需手术切除。异物引起支气管扩张或肺脓肿，可切除病变的肺叶或肺段。对残缺不整的异物，手术后宜常规行纤维支气管镜检查，以除外异物残留。

第七节　肺　癌

肺癌大多起源于支气管黏膜上皮，又称支气管肺癌，肺癌患者多数是男性，男女之比约为(3∶1)～(5∶1)，但近年来，女性肺癌发病率也明显增加。发病年龄大多在40岁以上。

大量资料表明，长期大量吸烟是肺癌的一个重要致病因素。多年每日吸烟40支以上者，肺鳞癌和小细胞癌的发病率比不吸烟者高4～10倍。某些工业部门和矿区职工，肺癌发病率比较高，可能与长期接触石棉、铬、镍、铜、锡、砷、放射性物质等致癌物质有关。城市居民肺癌发病率比农村高，可能与大气污染和烟尘中致癌物质含量较高有关。因此，应提倡不吸烟，加强工矿和城市环境的“三废”处理工作。

免疫状态、代谢状况、遗传因素、肺部慢性感染等，可能对肺癌的发病有一定影响。

一、组织病理学分型

目前临床上广泛应用的是2004年WHO肺癌组织学分类方法。

此外，肺癌的细胞学诊断采用三级分类法：即未见癌细胞（阴性）、可疑癌细胞以及找到癌细胞（阳性）。

1.鳞状上皮细胞癌

鳞状上皮细胞癌简称为鳞癌，曾经是最常见的肺癌类型，目前约占肺癌总数的30%。患者年龄多在50岁以上，男性占多数，男女比例约为10∶1，患者多有长期大量吸烟病史。常为中央型肺癌，大多起源于肺段以上的支气管，少数可起源于外周的肺实质，起源于胸膜下较为罕见。位于大气道的鳞癌往往会造成受累的肺叶或者肺段的不张。大体标本上呈现出不规则状，质脆，切面呈灰白色，常可见大片的中心区域坏死，可伴或不伴有钙化。显微镜下可见肿瘤细胞大，呈多边形，胸质较多，核染色深。分化程度较高的癌细胞呈复层排列，可见细胞间桥和角化珠。分化程度中等者细胞大，呈多边形，但无角化珠和细胞间桥。分化程度差者癌细胞呈小圆形或梭形，排列无层次。

2.腺癌

腺癌现已占据肺癌病理类型的首位。其常位于肺的周围部分，呈球形肿块，靠近胸膜，大多起源于较小的支气管黏膜分泌黏液的上皮细胞。女性发病率较高，发病年龄亦较鳞癌小。腺癌早期往往没有明显的临床症状，常在胸部X线检查时偶然发现。大体标本上呈现不规则的分叶状外观，切面呈灰白色，肿瘤内可有煤油样色素沉着。肿瘤极少与管状气道有密切关系。主瘤周围可以存在卫星结节灶，该现象也反映了肺腺癌，尤其是其亚型-肺泡细胞癌，有多灶性起源的可能。分化程度较高的腺癌主要由腺体架构组成，具有腺腔或者分泌黏膜，有时呈乳头状结构。分化程度差的腺癌可无腺腔结构，癌细胞聚集呈片状或索状。腺癌细胞一般较大，胸质丰富，含有分泌颗粒或者黏液泡，胞核较大，癌细胞表面可见到丰富的微绒毛。

3.小细胞癌

在各型肺癌中占15%～20%，大多数为中央型肺癌，一般起源于较大支气管。发病年龄较轻，男性较多见。多数小细胞癌具有神经内分泌功能。病理上细胞大小比较一致，密集成片，常有坏死。细胞核大、深染，一端较尖，形似麦粒，核仁小而多个，胸质很少，胸质内可有嗜银神经颗粒，能产生5-羟色胺、促肾上腺素等多肽类激素。

4.细支气管肺泡癌

细支气管肺泡癌是肺腺癌的一个重要亚型，由于发病率的增加及其对表皮生长因子受体-酪氨酸激酶抑制剂(EGFR-TKIs)的高度敏感，近年来受到了越来越多的重视。细支气管肺泡癌只包括那些肿瘤细胞沿着肺泡结构扩散的非浸润性肿瘤。单纯的细支气管肺泡癌无基质胸膜或者淋巴区域的侵犯。细支气管肺泡癌可分为三个亚型：黏液型、非黏液型、黏液和非黏液相混合型(未确定型)。非黏液型细支气管肺泡癌表达甲状腺转录因子-1(TTF-1)。黏液型细支气管肺泡癌表达CK20和CK7，据报道缺乏TTF-1的表达。

5.大细胞癌

典型的大细胞未分化癌肿块直径超过5cm，可呈现分叶状外观，切面呈灰白色，偶可表现为鱼肉状。肿瘤内坏死比较多见。

6.鳞腺癌

鳞腺癌即肿瘤标本中同时存在鳞状上皮和腺管样结构。在多数的文献报道中其在肺癌中所占的比例不超过5%。有学者认为其可能和高分化的黏液上皮癌的唾液腺管型为同一种病理类型，后者多发生于中心气道，而鳞腺癌则多起源于肺外周。有文献报道鳞腺癌患者的预后要较鳞癌或腺癌差。

7.类癌

类癌为起源于支气管和细支气管黏膜上皮的神经内分泌细胞的肺癌。90%发生于大支气管,属于中央型肿瘤,10%发生于小支气管,属于周围型肿瘤。类癌主要在支气管黏膜下生长,突入支气管腔内形成表面光滑含有丰富血管的息肉状肿块,易出血。

有的病例肿瘤同时向支气管内外生长,在支气管腔内和肺内各形成肿块,呈哑铃状。癌细胞小,形态相似,排列成片状。有时形成假腺泡,胞核小,染色深,胸质嗜酸性,含有神经内分泌颗粒。类癌的手术治疗效果好,术后5年生存率在80%以上。

8.唾液腺型癌

唾液腺型癌起自支气管腺体的低度恶性肿瘤,好发于中年人,多数位于气管或主支气管。最常见的组织学类型为黏液表皮样癌和腺样囊样癌,偶可见腺泡细胞癌和恶性混合癌。

二、肺癌的扩散和转移

肺癌的生长速度、扩散和转移取决于肿瘤细胞的组织学分型、分化程度以及患者的免疫功能状态。一般有以下几种转移途径。

局部直接蔓延扩散:肿瘤在支气管壁发生后,可以向支气管腔内生长,导致管腔狭窄或阻塞。肿瘤向腔外生长可以侵入肺组织,并可累及邻近的组织器官。中央型肺癌可以累及纵隔结构。外周型肺癌可以侵及胸膜,引起胸膜腔种植转移和胸膜腔积液,甚至可以累及胸壁。

淋巴转移:肺癌早期即可发生淋巴转移。癌细胞首先经支气管和肺血管周围的淋巴管道侵入邻近的肺段、肺叶或支气管旁淋巴结。随后根据肿瘤所在部位的不同,经相应的淋巴引流途径到达肺门及纵隔淋巴结。最后转移至锁骨上、前斜角肌甚至对侧纵隔淋巴结。

血行转移:小细胞肺癌早期即可出现血行转移,腺癌亦多见血行转移,晚期鳞癌经血行转移亦不少见。通常癌细胞侵入肺静脉系统,然后回流至左心,随着体循环而转移至全身各处的组织和器官,最常见的转移部位有脑、骨骼、肺内、肝脏和肾上腺等。

气道播散:少数肺癌患者,脱落的癌细胞可以经气管、支气管播散,植入至对侧或同侧的肺叶及肺段,形成新的肿瘤病灶。气道播散较常发生于支气管肺泡癌。

三、肺癌的分期

肺癌的分期源自1946年的TNM分期系统,经不断修改现已在世界范围内广泛应用。

T分期

Tx:原发肿瘤不能评价;或痰、支气管冲洗液找到癌细胞但影像学或支气管镜没有可视肿瘤。

T_0:没有原发肿瘤的证据。

Tis:原位癌。

T_1:肿瘤最大径≤3cm,周围为肺或脏层胸膜所包绕,镜下肿瘤没有累及叶支气管以上(即没有累及主支气管)。

T_2:肿瘤大小或范围符合以下任何一点

①肿瘤最大径>3cm。

②累及主支气管,但距隆嵴≥2cm。

③累及脏层胸膜。

④扩散到肺门造成肺不张或阻塞性肺炎(不累及全肺)。

T_3:肿瘤大小任意,但直接侵及下列任何部位

①胸壁(含上沟瘤)、膈肌、纵隔胸膜、壁层心包。

②肿瘤在主支气管,距隆嵴$<$2 cm(未累及隆嵴)。

③全肺的肺不张或阻塞性炎症。

T_4:无论肿瘤大小,但侵及下列部位

①纵隔、心脏、大血管、气管、食管、椎体、隆嵴。

②恶性胸腔积液或恶性心包积液。

③原发灶同侧肺、同一叶内有卫星肿瘤结节。

N 分期

N_x:无法判断区域淋巴结是否转移。

N_0:没有区域淋巴结转移。

N_1:转移至同侧气管旁和(或)同侧肺门淋巴结和原发肿瘤直接侵及肺内淋巴结。

N_2:转移至同侧纵隔和(或)隆嵴下淋巴结。

N_3:转移至对侧纵隔、对侧肺门淋巴结,同侧或对侧斜角肌或锁骨上淋巴结。

M 分期

Mx:无法估计是否有远处转移。

M_0:没有远处转移。

M_1:有远处转移(注:与原发肿瘤同侧、但不同肺叶的转移结节为 M_1)。

四、诊断

(一)病史及体格检查

(1)年龄$>$45 岁、吸烟指数$>$400 的男性为肺癌的高危人群。建议至少每年接受 1 次肺部体检。

(2)咳嗽伴痰中带血的患者,应高度怀疑肺癌的可能性。

(3)肺癌的症状学没有特异性,凡是呼吸道症状经治不愈超过两周,尤其伴有痰中带血或干咳,或者原有的呼吸道症状发生改变,应高度警惕肺癌的可能性。

(4)体检如果发现有胸片异常,如肺结核痊愈后的纤维增殖性病灶,应每年追踪检查,如病灶增大应进一步排除肺瘢痕癌的可能性。

(5)出现声音嘶哑、头面部水肿等症状,提示肺癌晚期的局部表现。

(6)肺癌患者近期出现的头痛、恶心或者其他的神经系统症状和体征应考虑脑转移的可能。在肺癌初诊时,有约 10%的患者被发现有中枢神经系统的转移灶,另外有 10%～15%的患者在疾病的后续诊疗过程中发现有中枢神经系统的转移,但往往无症状。骨痛、血液碱性磷酸酶或者血钙升高应考虑骨转移的可能。右上腹痛、肝大、碱性磷酸酶、谷草转氨酶、乳酸脱氢酶或胆红素升高应考虑到肝转移的可能。皮下转移时可以在皮下触及结节,血行转移到其他脏器亦会产生相应的症状。

(二)辅助检查

1.胸部X线片

临床上疑为肺癌的患者,应常规进行胸部的正侧位胸片检查。5%~15%的肺癌患者可以无任何症状,而X线检查却发现了肺部病变。

2.CT

胸部CT检查在肺癌的诊断分期上有着无可替代的作用。CT的优点在于能发现小于1cm和常规胸片上难以发现的肺部病变,有助于病灶在胸腔内的准确定位和识别病变的性质(有无钙化、分叶或者毛刺征等),容易判断肺癌和周围组织器官的关系,对肺门及纵隔淋巴结的显示也有重要的作用。但CT对肺癌纵隔淋巴结转移的诊断价值有限。CT检查作为排除远处转移的一种检查手段,还可用于其他部位包括脑、肝脏、肾上腺的检查。

3.MRI

由于其可以进行冠状面和矢状面及不同角度的斜切面扫描,MRI对判断肺尖部和肺底部、主肺动脉窗病变以及纵隔内大血管与病变的关系极有帮助。可用于评估外科手术切除的可能性、鉴别放疗后肿瘤残留与放疗后纤维化的区别。此外,头颅MRI已经成为排查颅脑转移最主要的手段。

4.核素骨扫描

核素骨扫描是排查肺癌患者有否骨骼转移的主要手段。其敏感性高,但特异性较差,故对于核素骨扫描怀疑有转移的患者尚需MRI或PET甚至活检以进一步证实。

5.PET、PET/CT

正电子发射体层扫描(PET)检查是20世纪90年代发展起来的一项新的检查技术,其机制是利用正常细胞和肺癌细胞对脱氧葡萄糖的代谢不同,可随之产生不同的影像,属于既能够定位又能够定性的检查。PET是通过生物代谢原理而不是解剖学的原理来检测肿瘤,因此比CT更为敏感。PET/CT则结合了PET和CT的优点,既有功能显像,又可以得到精细的解剖结构。主要用于排除肿瘤胸内淋巴结和远处转移,也可应用于放化疗后肿瘤残留和瘢痕组织的鉴别诊断。

6.痰细胞学检查

临床上可疑肺癌的病例,应常规进行痰细胞学检查,可能在影像学发现病变之前便得到细胞学的阳性结果。痰细胞学检查阳性、影像学和支气管镜检查未发现病变的肺癌称之为隐性肺癌。

7.纤维支气管镜检查

临床上怀疑肺癌的患者,应该常规进行纤维支气管镜检查,这是肺癌诊断中最重要的手段。通过纤维支气管镜可以直接观察气管和支气管中的病变,并可在直视下钳取组织,进行病理学诊断。对于位于更外周的病变,可以利用支气管冲洗液进行细胞学检查或者行经支气管肺活检。对于肉眼难以观察到的原位癌或者隐性癌,可在内镜下使用血卟啉激光肺癌定位技术来帮助诊断。

8.经皮肺穿刺针吸细胞学检查

肺部病变经常规的细胞学检查或纤维支气管镜等非创伤性检查仍未能确诊的患者,可考虑行CT或B超引导下的经胸壁针吸细胞学或组织学检查。

9.经食管超声引导针吸活检、经气管支气管超声引导针吸活检

近年来，经食管超声引导针吸活检(EUS-FNA)、经气管支气管超声引导针吸活检(EBUS-TBNA)被证实对患者分期和诊断纵隔疾病有效。其弥补了纵隔镜检查的不足，对于纵隔镜难以企及的第3p、5、8和9组淋巴结可采用该技术进行活检。与CT和PET相比，EBUS-TBNA对肺癌患者纵隔和肺门淋巴结分期具有更高的敏感度和特异度。

10.纵隔镜

纵隔镜检查术是评估肺癌手术前纵隔淋巴结情况最准确的手段，其敏感性、特异性达90%和100%，主要用于N_2、N_3转移的排除。关于纵隔镜检查的适应证，目前国内较为一致的意见认为是：①CT提示纵隔淋巴结大于1cm；②中央型肺癌及分化差的肿瘤；③新辅助治疗前后纵隔淋巴结的评估；④T_3、T_4肿瘤需判断纵隔淋巴结转移水平和数目，以决定是否手术。

11.胸腔镜纵隔淋巴结活检

对位于隆嵴后、下纵隔淋巴结，胸腔镜检查可作为一种备选的分期检查手段。但由于其需要双腔气管插管及单肺通气、胸腔镜的相关并发症发生率也相对高等缺点，临床上仅作为纵隔镜检查的补充手段。

12.进胸探查

有研究表明患者年龄大于45岁时，60%以上的孤立性肺部结节为恶性。如果结节的直径大于1cm，80%为恶性。因此，对于肺部孤立的结节性病变通过上述检查仍未能明确诊断，如果没有手术禁忌证，可选择胸腔镜下楔形切除或行剖胸探查、术中快速冷冻切片检查，诊断和治疗同步进行。

(三)临床表现

1.早期肺癌的临床表现

咳嗽(70%)、血痰(58%)、胸痛(39%)、发热(32%)、气促(13%)是常见的五大症状，其中最常见的症状为咳嗽，最具诊断意义的症状为痰中带血。

刺激性咳嗽是肺癌最常见的临床症状，往往是由于气道的高反应性或者气道受压所致。咯血则多为中央型肺癌的局部变性坏死或者侵犯周围支气管组织后发生溃疡型病变所致，但极少发生大咯血。轻度胸痛在早期肺癌中相当多见，大多呈现不规则的钝痛。中央型肺癌患者，受肿瘤本身的压迫或纵隔淋巴结转移的影响可能会导致呼吸困难。周围型肺癌患者的呼吸困难则往往是胸膜转移后恶性胸腔积液、广泛的淋巴管转移所致，由气胸所致者罕见。

2.肺癌侵犯邻近组织器官引起的临床表现

肿瘤压迫或侵犯膈神经可以引起同侧膈肌麻痹，膈肌位置升高、运动消失或反常呼吸。喉返神经受累可以导致声带麻痹，出现声音嘶哑。上腔静脉受累可以导致上腔静脉阻塞综合征，呈现头面部静脉怒张、皮下组织水肿。胸膜受累可以导致胸膜腔积液，多为血性，胸腔积液中常可发现癌细胞，大量积液可导致气急及纵隔移位。累及心包可引起心包积液，积液量多者可出现心包填塞。纵隔淋巴结转移可以压迫食管，引起吞咽困难。肺尖部肿瘤也称为肺上沟瘤或者Pancoast，肿瘤可压迫或侵犯位于胸廓入口的组织器官，如第1肋骨、锁骨下动静脉、臂丛神经及颈交感神经干等，出现肩背部疼痛、上肢感觉运动异常和Horner综合征等。晚期肺癌患者可出现食欲减退、精神不振等症状，以致消瘦、恶病质。

3.肺癌转移的表现

肺癌早期即可出现远处转移,最常见的转移部位为颅脑、骨骼、肝脏、肺和肾上腺。根据颅脑转移病灶的大小、数目及不同部位,可以产生头痛、呕吐等颅内压增高的表现以及神经定位体征。肿瘤骨转移可以导致局部的剧烈疼痛和压痛,并可发生病理性骨折。肝脏广泛转移可以出现食欲减退、上腹部胀痛、肝大、腹水和黄疸。肾上腺转移可呈现 Addison 病,血浆皮质醇减少或者消失,临床上呈现乏力、恶心呕吐、皮肤色素增加、腋毛脱落和低血压等。部分患者还可以出现皮下的转移性结节。

4.副癌综合征

部分肺癌患者由于肿瘤产生的神经内分泌物质,可在临床上呈现多种非转移性的全身症状,亦称为副癌综合征。这些症状往往在胸部 X 线检查异常之前即已出现,经外科治疗切除肿瘤后可消失。其具体的临床表现与其产生的各种内分泌物质密切相关,可表现出皮质醇增多症、甲状旁腺功能亢进或肺源性骨关节病等。

(四)鉴别诊断

1.肺结核

(1)肺结核球:多见于青年,病程较长,病变常位于上叶尖、后段或下叶背段,一般增长不明显,易与周围型肺癌相混淆。在 X 线片上块影密度不均,可见到稀疏透光区,常有钙化点,边缘光滑,分界清楚,肺内常另有散在的结核病灶。

(2)粟粒样肺结核:多见于青年,常有发热、盗汗等明显的全身中毒征象。其 X 线征象与弥漫性细支气管肺泡癌相似,抗结核药物可改善症状,病灶逐渐吸收。

(3)肺门淋巴结结核:多见于青年,常有结核感染症状,但较少有咯血。其在 X 线片上的肺门块影可被误认为中央型肺癌。结核菌素试验常为阳性,抗结核药物治疗效果良好。

2.肺部炎症

(1)支气管肺炎:早期肺癌产生的阻塞性肺炎易被误以为是支气管肺炎。支气管肺炎一般起病较急,发热、寒战等感染症状比较明显,经抗菌药物治疗后症状迅速消失,肺部病变也较快吸收。如炎症吸收缓慢或者反复出现,应进一步检查。

(2)肺脓肿:肺癌中央部分坏死液化形成癌性空洞时,X 线征象易与肺脓肿混淆。肺脓肿患者常有吸入性肺炎病史。急性期有明显的感染症状,高热,痰量多且为脓性,有臭味。X 线片上空洞壁薄,内壁光滑,有液平面,脓肿周围的肺组织或者胸膜常有炎症性改变,并可伴有支气管扩张。

3.其他胸部肿瘤

(1)肺部良性肿瘤:需与周围型肺癌相鉴别。肺部良性肿瘤一般不呈现临床症状,生长缓慢,病程长。在 X 线片上显示类圆形块影,可有钙化点,轮廓整齐,边界清楚,多无分叶或毛刺。

(2)肺部孤立性转移癌:与原发的周围型肺癌较难鉴别。鉴别主要依靠详细的病史和原发肿瘤的症状和体征。肺转移癌一般很少出现呼吸道症状和痰中带血,痰细胞学检查不易找到癌细胞。穿刺标本或者手术切除的标本行病理免疫组化检查有助于鉴别。

(3)纵隔肿瘤:有时可能与中央型肺癌相混淆。纵隔肿瘤较少出现咯血,痰细胞学检查阴性。支气管镜检查有助于鉴别诊断。纵隔淋巴瘤较多见于年轻患者，常为双侧性病变，可有发热等全身症状。

五、治疗

肺癌的治疗应根据患者的身体状态、肿瘤的分期和病理分型，并结合细胞分子生物学上的改变，合理地应用现有的多学科治疗手段，最大限度地延长患者的生存时间，最大限度改善患者的生活质量。

（一）肺癌的外科治疗

1.非小细胞肺癌（NSCLC）的外科治疗

目前对临床Ⅰ、Ⅱ期，部分Ⅲa期的非小细胞肺癌，以及原发肿瘤可以切除又伴有孤立性转移灶的患者，外科治疗是主要的治疗手段。

根据手术的彻底程度和性质，肺癌手术可以分为完全性切除、不完全性切除、不确定性切除和剖胸探查术四类。根据2005年国际肺癌分期委员会的定义，完全性切除应符合：①所有切缘，包括支气管、动脉、静脉、支气管周围组织和肿瘤附近的组织均为阴性；②行系统性或亚系统性淋巴结清扫，必须包括6组淋巴结，其中3组来自肺内和肺门淋巴结，3组来自包括隆嵴下淋巴结在内的纵隔淋巴结；③切除的纵隔淋巴结或者切除肺叶的边缘淋巴结不能有结外侵犯；④最高组淋巴结必须切除而且是镜下阴性。不完全切除是指：①切缘肿瘤阳性；②纵隔淋巴结或切除肺叶的边缘淋巴结结外侵犯；③淋巴结阳性但无法切除；④胸腔或心包腔内积液癌细胞阳性。不确定切除是指所有切缘镜下阴性，但出现以下情况之一者：①淋巴结清扫没有达到上述要求；②最高纵隔淋巴结阳性但已经切除；③支气管切缘为原位癌；④胸膜腔冲洗液细胞学阳性。剖胸探查术是指开胸后癌瘤没有切除的手术或者仅行活检的手术。肺癌的外科治疗，原则上推荐完全性切除，不推荐不完全切除或不确定切除。

肺癌的标准手术方式为肺叶切除术＋纵隔淋巴结清扫（或者系统性纵隔淋巴结采样）。但结合肿瘤的部位和患者的心肺功能储备，支气管或血管成形肺叶切除术、全肺切除术以及局部切除术也是可行的。肺癌是一种极易发生纵隔淋巴结转移的疾病。

因此，为了达到完全性切除的目的，同时也为了更加准确进行分期，肺癌根治手术应该行系统性淋巴结清扫或采样术。但究竟行淋巴结系统性采样还是清扫术一直存在争议。

对于可以行外科根治性切除手术的非小细胞肺癌患者，应进行全面的术前评估，对心肺储备功能的评价尤其重要。同时肺癌的外科治疗应该严格遵循肿瘤学原则：①通过肺叶或全肺切除术切除肿瘤及其肺内的淋巴引流。②行术中冷冻病理检查保证切缘阴性，包括气管、血管和肿瘤相邻的其他切缘。发现切缘阳性时，尽可能扩大手术切除范围。③行淋巴结取样或清扫术进行准确分期，都应该至少包括6组淋巴结，其中包括3组纵隔淋巴结，而且必须包括第7组淋巴结（隆嵴下淋巴结）。④尽可能整块切除瘤体及周围组织（侵犯周围组织时）。⑤术中尽量避免肿瘤破裂而引起播散。

（1）Ⅰ、Ⅱa、Ⅱb（T_2N_1）期NSCLC的外科治疗策略：该期患者最有可能通过手术获得良好生存率。手术方式首选肺叶切除、肺门纵隔淋巴结清扫术，但应根据病变范围和患者的心肺储备功能进行选择。当肿瘤突入支气管主干时，如解剖位置合适且能做到切缘阴性，保留肺组织的解剖性肺叶切除术（袖式或双肺叶切除）优于全肺切除术。肺段或楔形切除一般适用于心肺功能储备不佳的Ⅰ期患者，其较标准术式局部复发率增高、长期存活率降低。

Ⅰa 期患者术后不推荐行辅助化疗。Ⅰb 期患者术后辅助化疗价值仍有争议，目前仅对肿瘤直径大于 4cm 等具有高危因素的Ⅰb 期肺癌推荐术后辅助化疗。Ⅱ期患者完全切除术后应给予常规辅助化疗。完全切除术后的患者不需要辅助放疗。切缘阳性的不完全切除者，推荐扩大手术范围或者辅助放化疗。镜下阳性的Ⅰ期肺癌患者，术后放疗的 5 年生存率可以达到 30%。

(2)Ⅲa 期 NSCLC(N_2)的外科治疗策略：根据治疗学的特点，Ⅲa 期(N_2)NSCLC 可分为以下几种情况：①术前纵隔镜检查显示纵隔淋巴结阴性、术中活检也未发现纵隔淋巴结转移，但术后病理证实纵隔淋巴结转移者，此称为偶然性的Ⅲa 期非小细胞肺癌。该组患者应该行标准的肺叶切除、纵隔淋巴结清扫(或系统采样)术，术后给予 4 个疗程的铂类为基础的辅助化疗。②术前纵隔镜检查显示纵隔淋巴结阴性、术中活检发现纵隔淋巴结阳性的患者，术中评估可以完全切除者，给予标准的肺叶切除、纵隔淋巴结清扫或系统性采样术。完全性切除的患者术后可给予单独化疗或联合纵隔放疗；如为不完全切除，则术后推荐给予同步化/放疗。③术前检查如 EUS、EBUS、PET/CT 或纵隔镜检查证实纵隔淋巴结转移者，目前的治疗模式是首选同步放化疗。对部分病例可采取诱导化疗/放疗。如疾病无进展，可选择外科手术治疗，术后辅助化疗或者放疗。④影像学上纵隔内有巨大的融合成团的淋巴结影、纵隔淋巴结活检阳性的患者，此称为不可切除的Ⅲa 期(N_2)NSCLC，目前推荐的治疗为含铂方案的化疗和放射治疗联合的治疗模式。

(3)T_3、T_4($NO_{0\sim1}$)NSCLC 的外科治疗策略：此类患者共同的特点为肺癌的局部侵犯较为严重，而纵隔淋巴结未受累及。术前应行颈部纵隔镜活检以排除 N_2、N_3。在此讨论的 T_4 不包括恶性胸腔积液、心包积液的这一组病例。根据肿瘤的部位及外侵的方向，主要可以分为以下几种类型。

1)侵及胸壁：首选的治疗方法为包括受侵软组织在内的肺叶或全肺切除、纵隔淋巴结清扫术。手术切除范围至少距病灶最近肋骨的上下缘各 2cm，受侵肋骨切除的长度应在 5cm 以上。如果周围型肺癌与壁层胸膜粘连，可先试行胸膜外游离切除。如果游离的创面没有肿瘤组织，即可行胸膜外切除；如果在游离的过程中遇到任何的阻力，即应停止游离，改行胸壁整块切除。侵犯胸壁的 $T_3N_0M_0$ 非小细胞肺癌，5 年生存率可达 50%～60%。完全性切除的侵犯胸壁的 $T_3N_{0\sim1}M_0$ 非小细胞肺癌，推荐常规的术后辅助化疗，不需要辅助放疗。不完全性切除的病例，可以考虑扩大手术范围或者给予联合放化疗。如果术前评估为不可切除的病例，首选的治疗方法为诱导同期放化疗后再重新评估，如果肿瘤明显缩小、可以切除者行外科手术治疗，不可切除者继续化放疗。

2)侵及纵隔：纵隔内受累脏器很关键。累及到纵隔结构如上腔静脉、心房的 T_4 患者，仍有机会手术切除，但应该严格掌握手术指征。上腔静脉受侵有时可以通过手术切除，并用人工血管替代。心房壁有时也受累，但常可完全切除，有少数患者可望获得长期生存。累及主动脉、食管或椎体的患者，即使行整块切除，也很少有患者能获得长期生存。完全切除的患者，术后给予辅助化疗。如切缘阳性，推荐术后放疗和含铂方案化疗。不可切除的患者推荐含铂方案化疗和放射治疗的联合治疗模式。

3)侵及隆嵴:指肺癌累及隆嵴或者距离隆嵴 2cm 以内者。其中隆嵴受到累及的非小细胞肺癌,不管是黏膜下侵犯,还是气管外侵犯,过去都曾被认为是不可切除的。但现在主张对该类患者可根据肿瘤的部位、外侵的范围采取气管支气管成形、隆嵴切除等术式来实现肿瘤完全切除。完全切除术后可进行标准的辅助化疗。如果不完全切除,推荐含铂方案化疗和放射治疗的联合治疗模式。

4)肺上沟瘤:如果术前评价为可切除的病例,首选同期化、放疗后(2～3 周期化疗和半量放疗结束后 1 个月)手术切除,标准手术方法为完整切除受累肺叶和胸壁部分,包括全部第 1 肋、第 2、3、4 后段肋骨及相邻胸椎的横突、C_8 和 $T_{1\sim3}$ 神经根和臂丛神经干、交感神经链和纵隔淋巴结。Horner 综合征和同侧锁骨上淋巴结转移并非手术绝对禁忌证。如果术前评价为不可切除的病例,首选治疗方法为同步放化疗后重新进行评估,如果肿瘤明显缩小、可以切除者行外科手术治疗,不可切除者继续化放疗。文献报道,肺上沟瘤手术死亡率为 2.6%～4%,术后 5 年生存率为 28%～40%。若为完全性切除,有近 50%的患者可以被治愈。

(4)T_4(肺癌卫星病灶)NSCLC 的外科治疗策略:肺癌所在的同叶肺内出现的肿瘤卫星结节,此为另一种类型的 T_4。对该类型的肺癌,可选择标准的肺叶切除、纵隔淋巴结清扫术。术后常规进行辅助化疗。此类患者常可获得较满意的生存率。

(5)T_4(恶性胸腔积液、恶性心包积液)NSCLC 的外科治疗策略:肺癌伴随的胸腔积液中 90%～95%为恶性,发生的原因可能与阻塞性肺炎、肺不张、淋巴管或静脉阻塞或者肺栓塞有关。对该类患者应多次做针对胸腔积液和心包积液的脱落细胞学检查。如果脱落细胞学检查阴性,则按照相应的 TNM 分期给予手术、化疗或者放射治疗。如果脱落细胞检查阳性,则按照Ⅳ期 NSCLC 治疗。部分患者的恶性胸腔积液可行胸膜固定术、胸腔闭式引流。心包积液可通过心包开窗术等姑息性治疗以改善患者的生活质量。

(6)Ⅳ期 NSCLC 的外科治疗策略:此期患者可分为单发转移和全身播散性转移。有远处单发转移患者的治疗策略取决于肿瘤转移的部位。单发脑转移的患者可能从手术切除中获益,5 年生存率为 10%～20%。肺原发癌和孤立的脑转移瘤同期发现且两处均可彻底切除,则先切除脑转移瘤.短期内再切除原发肿瘤。

原发性非小细胞肺癌行肺切除术后发现孤立性脑转移者,如无其他手术禁忌证,则开颅切除脑转移瘤,手术切除后联合全颅照射能获得更好的疗效。对外科手术无法切除的颅内转移灶或多发性脑转移患者,可以选用立体定向放射治疗+/－全颅照射。这类患者术后是否需要联合化疗仍存在争议。肺癌肾上腺转移也较常见,但临床上也经常发现那些原发肿瘤可切除的病例中,其单发的肾上腺“转移灶”可能并非恶性。如果肾上腺占位经细针穿刺或切除活检获得病理学诊断后明确为转移,而肺部原发病变可以切除,部分患者(主要是 $T_{1\sim2}N_{0\sim1}M_1$)行手术治疗后可以获得长期生存,术后应给予相应的辅助化疗。肺癌的肺内转移也很常见,如果在肺癌病例中出现对侧肺孤立性结节或者同侧胸腔其他肺叶中出现孤立性结节,如果皆可治愈的话,可以视两处均为原发肿瘤来处理。

2.小细胞肺癌的外科治疗

小细胞肺癌在肺癌中的比例达 20%～25%,然而 90%以上的患者在首次就诊时就被发现有区域淋巴结或者远处转移。即使在“局限性”或者可以手术切除的患者中,胸腔外微转移灶的存在也较为常见，因此外科治疗在小细胞肺癌治疗中的地位仍存在争议。

对于局限期小细胞肺癌患者而言，目前化疗联合胸部放疗（可以结合预防性颅内放射）已经成为标准治疗。其中位生存时间超过20个月，5年生存率近20%，但其原发部位的起始复发率在20%～25%，累计复发率近50%。化疗联合外科手术治疗小细胞肺癌在技术上是可行的，毒性可以耐受，术后的并发症和死亡率也在一个可以接受的范围内，但是应严格地筛选合适患者。LCSG的研究表明了大多数的局限期小细胞肺癌并不能从外科手术切除中获益，术后生存率的高低和术后的TNM分期密切相关。因此局限期小细胞肺癌的手术治疗应局限于临床Ⅰ期及部分Ⅱ期的患者。小细胞肺癌的患者若拟行外科手术治疗，术前应行包括纵隔镜检查在内的严格评估。

Wada等的研究提示，对 $T_{1\sim2}N_0M_0$ 的小细胞肺癌患者，可以用外科手术进行初始治疗，紧接着给予辅助化疗。手术也可在诱导化疗结束后进行。在剖胸探查时偶然发现的可切除的小细胞肺癌，应该给予完整切除，并行纵隔淋巴结清扫。即使术后病理提示临床Ⅰ期，仍应给予辅助化疗。

3.胸腔镜在肺癌外科治疗中的应用

胸腔镜手术（video-assisted thoracic surgery，VATS）不切断胸壁肌肉，不撑开肋骨，与常规手术相比减少了手术创伤，最大限度上保留了患者胸廓的完整性和呼吸功能，术后疼痛减轻，恢复快，缩短了住院时间。

胸腔镜肺癌手术治疗的相对禁忌证包括：①肿瘤直径大于6cm；②术前曾接受放化疗；③肿瘤侵犯胸壁或者纵隔组织；④有纵隔淋巴结转移；⑤中央型肺癌需要行袖式切除术；⑥无法耐受单肺通气、近期心肌梗死或有严重出血倾向；⑦严重的胸腔粘连。

对于早期非小细胞肺癌尤其是临床Ⅰ期患者来说，胸腔镜肺叶切除术的切除范围及术后长期生存率与开胸手术相同，但术后疼痛轻、并发症少。

（二）肺癌的化疗

1.非小细胞肺癌的一线化疗

近年来，化疗对非小细胞肺癌的治疗效果虽有提高，但有效率一直维持在一个平台期。尽管如此，目前化疗仍然是晚期非小细胞肺癌主要的一线治疗手段。多数学者主张用铂类＋新药的两药联合作为非小细胞肺癌的一线化疗方案。其中铂类是非小细胞肺癌联合化疗的基础，另一个化疗药物可在吉西他滨、紫杉醇、多西他赛或长春瑞滨中选择。

2.非小细胞肺癌的术后化疗

对Ⅱ～Ⅲa期非小细胞肺癌患者术后辅以长春瑞滨＋顺铂化疗，能提高其5年生存率，但Ⅰb期患者未见获益。鉴于现有的非小细胞肺癌辅助化疗随机临床试验中，辅助化疗均应用4周期，故目前辅助化疗的推荐疗程为3～4周期。考虑到支气管肺泡细胞癌恶性程度低、对化疗不敏感，因此不推荐术后辅助化疗。全肺切除术后是否辅助化疗的关键在于患者的一般身体情况，对于PS评分小于2分，尤其是在左全肺切除的患者，可以考虑行辅助化疗。

3.小细胞肺癌的化疗

对于局限期限小细胞肺癌，化疗总缓解率可达到80%～90%，完全缓解率为40%～50%，中位生存期20个月。与未接受治疗的患者相比，有效的联合化疗能提高患者中位生存期4～

5 倍。而广泛期小细胞肺癌，联合化疗方案的有效率为 60%，中位生存期 7～9 个月，有效率和生存率均低于局限期小细胞肺癌患者。EP 方案是目前治疗各期小细胞肺癌的标准方案（表 2-1）。

表 2-1　各期小细胞肺癌的标准方案

项目	剂量（mg/m^2）	用药时间	用药间隔
依托泊苷	80	第1~第5天	Q21×4
顺铂	20	第1~第5天	

（三）肺癌的放射治疗

放射治疗是肺癌多学科治疗的另一个重要组成部分。对于高龄或内科原因而不能耐受手术的早期肺癌患者，放射治疗也可作为一种根治性治疗手段。根治性放射治疗放射剂量为每次 1.8～2.0 Gy，每周 5 次，总剂量 60～66 Gy。同时放射治疗还可以用于术后的阳性切缘、局部晚期的 N_2 或者 T_4 病例。对于气管、支气管腔内肿瘤可在外照射的同时给予腔内近距离放疗。放射治疗还可用于控制肺癌的症状，诸如转移性骨痛、脑转移所致的瘫痪、脊髓压迫引起的截瘫等。

（四）肺癌的靶向治疗

最先进入临床应用的吉非替尼和厄洛替尼都是表皮生长因子受体酪氨酸激酶抑制剂（TKI）。

目前的生物靶向治疗主要作为化疗失败后的二线或三线治疗，对于有明确 EGFR 活化突变或者扩增且无吸烟史的晚期非小细胞肺癌患者，也可考虑用厄洛替尼（加或不加化疗）作为一线治疗药物。

此外，肺癌的靶向治疗药物还有抗血管生成的贝伐单抗和重组人血管内皮抑素。贝伐单抗是一种重组单克隆抗体，它能阻断血管内皮生长因子（VEGF）。ECOG 4599 研究在晚期非小细胞肺癌的治疗上具有里程碑式的意义。该结果显示，贝伐单抗联合紫杉醇加卡铂（PCB 方案）与紫杉醇加卡铂（PC 方案）相比，显著提高了疾病无进展时间和中位生存时间，接受 PCB 方案的患者的中位生存时间大于 12 个月。目前贝伐单抗联合紫杉醇加卡铂（PCB 方案）已经作为晚期非小细胞肺癌（非鳞癌）患者新的标准治疗。但贝伐单抗不应单药使用，而且考虑到有引发出血的倾向，贝伐单抗联合化疗仅局限于非鳞癌、无咯血史、无中枢神经系统转移以及未进行过抗凝治疗的患者。

第三章　泌尿外科疾病

第一节　输尿管畸形

一、输尿管膨出

输尿管膨出是指输尿管末端在膀胱黏膜下呈囊状扩张突向膀胱，使输尿管口失去正常形态，常呈针孔状。大小差别很大，直径从 1～2cm 到几乎占据全膀胱；囊肿的外层是膀胱黏膜，内层为输尿管黏膜，两者之间为菲薄的输尿管肌层。

其形成是源于输尿管芽管腔延迟开放；按其位置可分为单纯性输尿管膨出，囊肿完全位于膀胱腔内，输尿管口较正常略有偏移；如输尿管膨出部分位于膀胱颈或尿道，则称异位输尿管膨出。单纯性输尿管膨出多并发于单一输尿管，囊肿较小，多见于成人，又称成人型，对上尿路影响较小。异位输尿管膨出多较大，常合并重复肾双输尿管畸形，下肾部的输尿管穿过膀胱肌层，开口于膀胱三角区。带有囊肿的上输尿管经黏膜下层，开口于膀胱颈或后尿道，引起尿路梗阻。故上肾部多发育不全、发育不良乃至积水性萎缩并有肾盂肾炎等改变。

1.临床表现

异位输尿管膨出是女孩严重下尿路梗阻中最多见的原因。小儿多于生后数月内就有尿路感染，女孩的输尿管可间歇地从尿道脱出，不常见尿潴留，但当异位输尿管经膀胱颈脱出时，可有尿潴留。女孩因大的异位于尿道的输尿管膨出使外括约肌松弛及降低其有效率，故可有些尿失禁。

2.诊断

异位输尿管膨出常并发肾部发育不良、无功能或功能很差，故放射线所见是它对同侧或对侧肾、输尿管影响的情况。大的异位输尿管膨出不但引起下肾部输尿管梗阻，也同样影响对侧。更常见输尿管膨出歪曲了同侧下输尿管口，使下肾部的黏膜下输尿管段变短而发生反流。

静脉尿路造影所见同于输尿管口异位，但上肾部更扩张、积水或不显影，膀胱颈部有圆形光滑的充盈缺损。有时膨出局部壁过薄凹入似呈分叶状，但与膀胱横纹肌肉瘤的多发不规则充盈缺损不同。

用稀释的造影剂做排尿性膀胱尿道造影，可观察有无反流，排尿时输尿管膨出是否被压缩，及其后有无逼尿肌支持，呈膀胱憩室样。

单纯性输尿管膨出，可因膨出内并发结石而有血尿。静脉尿路造影因肾功能良好，可见膀胱内有圆形充药的输尿管膨出及菲薄的膨出壁。

3.治疗

输尿管膨出的治疗常需个别化。对于小的单纯性输尿管膨出，如无症状，也不引起尿路梗阻，就不需要治疗。绝大多数输尿管膨出，其上半肾因受压积水、感染，功能不良，则须做患侧上半肾切除。如术后仍有症状再处理输尿管膨出。如经内腔镜单纯切开异位输尿管膨出或做膨出去盖术，则术后多有膀胱输尿管反流，须再切除患侧上半肾。对于肾功能良好的单一输尿管膨出可经内腔镜用3FBugbee电极刺入，或做膨出切除、输尿管膀胱再吻合术。并有双输尿管的可做输尿管肾盂吻合术或上输尿管与下输尿管的端侧吻合术。

二、输尿管口异位

输尿管口异位多见于女性。异位输尿管口可位于泌尿系或生殖管道，如开口于三角区与膀胱颈间则不产生症状；如开口于膀胱颈远侧可致梗阻、反流，在女性可有尿失禁。

女性输尿管口异位于前庭附近约占1/3，位于阴道者占25%，罕见开口于宫颈及子宫。男性则位于前列腺尿道者占半数，位于精囊者约1/3，其他可位于输精管或射精管、附睾。输尿管口异位于直肠是很罕见的。

双侧输尿管口异位占7.5%～17%，有些是单肾并输尿管口异位：一侧输尿管口异位，对侧是重复畸形并不少见。异位输尿管口距正常位置愈远，相应肾发育也越不正常。

1.临床表现

男性常无症状，除非有梗阻或感染，由于持续有小量尿流入后尿道，可能有尿频、尿急。如输尿管口异位于生殖道，可有前列腺炎、精囊炎、附睾炎。如系单一输尿管，膀胱镜检查可见患侧三角区不发育，膀胱底后外侧常被其下扩张的输尿管抬高，而其内扩大膨出的输尿管酷似异位输尿管膨出。

女性患者约半数有尿失禁，表现为正常分次排尿及持续滴尿。如尿储存于扩大的输尿管中，则患者于仰卧时不遗尿，但站立时则有尿失禁。女性有尿失禁是因异位输尿管口位于括约肌的远侧。输尿管口位置愈高，尿失禁愈轻，但常有梗阻，这是由于输尿管跨过膀胱颈的肌肉受挤压所致。较高位的异位输尿管口中75%有膀胱输尿管反流，也就是既反流又梗阻，常并发感染，多见于幼儿。小婴儿也可因梗阻出现腹部肿物。

2.诊断

诊断女性输尿管口异位有时很容易，有时却很困难。如并发重复肾双输尿管时，静脉尿路造影，功能良好的下半肾常显示向外下移位。仔细检查女性外阴，有时可在尿道口附近找到间断滴尿的异位输尿管口，自此插入导管做逆行造影可确诊。但造影常有困难，一方面由于管口难找，其次导管难插入狭窄的开口。静脉注射靛胭脂罕有帮助，这是因为病肾欠缺足够的浓缩能力。假如是单一输尿管，病肾常无功能，尤以异位肾或交叉异位及融合时诊断困难，应用超声检查在膀胱后寻找扩大的输尿管可有帮助。膀胱镜及阴道镜有时可协助寻找异位输尿管口。

3.治疗

本病治疗根据肾功能决定，如单一输尿管开口于生殖系，肾功能常严重丧失，则做肾、输尿管切除。如异位开口于膀胱颈或尿道，肾功能常较好，则做输尿管膀胱再吻合术。如并发重复肾，上肾部功能丧失，做上半肾切除。罕见的情况是上半肾尚有功能，则做上输尿管与下肾盂吻合或将上输尿管与下输尿管吻合；也可做双输尿管膀胱再吻合。

双侧单一输尿管口异位，如输尿管口位于尿道，则膀胱三角区及膀胱颈均发育差。多见于女性，患者有完全性尿失禁。静脉尿路造影及排尿性膀胱尿道造影可以诊断。可试做重建手术，包括输尿管膀胱再吻合，用肠管扩大膀胱及Young-Dees-Leadbetter膀胱颈重建术。如仍不能控制排尿，可考虑做以阑尾为输出道的可控性尿路改流术（Mitrofanoff 术）。

第二节　膀胱畸形

一、重复膀胱

有完全性与不完全性重复。一般说完全性重复左右并列，在男性 90%有双阴茎，在女性则有双子宫、双阴道。40%～50%的患者有肠重复，而腰骶椎也可能重复。

部分重复可能是矢状面或冠状面分隔，各连一输尿管，共同连一尿道。此外尚有葫芦形或多房性膀胱。

本症多合并上尿路或其他器官畸形，而致生产或生后不久死亡。但也有重复膀胱无症状被偶然发现或因合并其他尿路畸形继发感染、结石经尿路造影而被诊断的。

二、膀胱憩室

本病是由于先天性膀胱壁局限性薄弱，合并下尿路梗阻，膀胱内压上升，使膀胱壁自分离的逼尿肌束之间突出而形成憩室。但也有先天性巨大憩室不并发尿路梗阻者。

膀胱憩室多见于男性，多为单发性，以位于输尿管口附近者最常见。憩室增大时，输尿管口就被包括在憩室内而发生反流。做排尿性膀胱尿道造影时发现平日小的膀胱憩室于排尿时显著增大，当排尿终了时，其内容又回入膀胱，呈假性剩余尿。另一型膀胱憩室位于顶部，大概与脐尿管消失不全有关。

治疗：主要是解除下尿路梗阻，控制感染。如憩室巨大，压迫膀胱颈及尿道须切除。而输尿管口邻近憩室或在憩室内造成严重反流，须做防反流的输尿管膀胱再吻合术并修复输尿管口膀胱部的肌肉缺损。

三、脐尿管畸形

在胚胎长达 40～50mm 时，泌尿生殖窦分为两部分，上方膨大部分演化成膀胱，下段管形部分形成尿道。膀胱顶部扩展到脐部，与脐尿管相互固定。随着胚胎的逐渐长大，膀胱沿前腹壁下降。在此下降过程中，自脐有一细管即脐尿管与膀胱相连，以后退化成一纤维索。若脐尿管不闭锁完全，则在胎儿出生后膀胱与脐相通称脐尿管瘘。若脐尿管两端闭锁，而中段有管腔残存，则形成脐尿管囊肿。如果脐尿管只在一端闭锁，则形成脐窦或膀胱顶部憩室。

（一）脐尿管瘘

脐尿管瘘多见于男性，表现为脐部瘘口被覆黏膜或皮肤，不断有清亮尿液渗出。静脉注射靛胭脂或从尿道导管将亚甲蓝注入膀胱，可见染色尿液自脐部漏出。

本症应与脐肠瘘、脐茸鉴别。经瘘口注入造影剂照侧位像，以判断造影剂进入膀胱还是小肠。膀胱造影在脐尿管瘘患者可见造影剂从膀胱顶上达脐部。

如无下尿路梗阻，则可手术闭合瘘管。

（二）脐尿管囊肿

多见于男性，囊肿位于脐下正中，介于腹横筋膜与腹膜间。小者无明显症状，大者可引起腹疼及肠道压迫症状。囊肿可继发感染。腹侧位平片显示前腹壁与囊肿间无肠曲存在。膀胱造影可显示膀胱顶部有受压现象。治疗为切除囊肿，如继发感染形成脓肿，应先切开引流，待炎症消退后再行切除。

四、泄殖腔外翻

大约每200000个出生儿中有1例。患儿常早产。在外翻组织中，中间是肠黏膜，两侧是膀胱黏膜，其上缘相连如蹄形铁，并有各自的输尿管，外翻的肠管似盲肠。本病最常合并脊柱裂及双下腔静脉。

第三节　肾损伤

一、概述

肾位于第12胸椎和第3腰椎之间的腹膜后间隙，后面有腰大肌、腰方肌和胸廓软组织，外面有第10～12肋骨，前面有腹膜及腹腔脏器，这些解剖结构使肾受到保护。肾外面被Gerota筋膜所包围，其中富有脂肪，称为脂肪囊，形成肾的脂肪垫，同时肾有一个锥体上下的活动度，可以缓冲外界暴力的作用，所以轻度外力，肾不易受到损伤。但是肾作为一实质器官，血流相当丰富，每分钟有1200～1500mL血流通过双肾，相当于心排出量的1/4，这使肾的脆性大大增加，因此外力强度稍大即可造成肾的损伤。

（一）发生原因

肾损伤可在以下情况下发生。

1.直接暴力

患者受到撞击、跌打、挤压等，肾区受到直接打击所致，为最常见的致伤原因。

2.间接暴力

患者在运动中突然加速或减速、高处坠落后双足或臀部着地，爆震冲击波等致使肾受到惯性移位而致伤。

3.穿透伤

穿透伤多见于弹片、枪弹、刀刺等锐器损伤，多合并胸、腹及其他脏器损伤，损伤复杂而严重。

4.医源性肾损伤

医疗操作如肾穿刺、腔内泌尿外科检查或治疗也可引发肾损伤。

5.自发性肾破裂

如果肾已有原发疾病如：肾积水、肾结核、肾肿瘤或囊性疾病，肾也可在无明显外来暴力作用下自发破裂。

根据肾损伤的严重程度可以分为以下几种。

（二）分类

1.肾轻度挫伤

损伤仅局限于部分肾实质，形成实质内瘀斑、血肿或局部包膜下小血肿，也可涉及肾集合系统引起少量血尿。由于损伤部分的肾实质分泌尿液的功能减低，故很少有尿外渗。一般症状轻微，愈合迅速。

2.肾挫裂伤

肾挫裂伤是肾实质挫裂伤，如伴有肾包膜破裂，可致肾周血肿。如肾盂、肾盏黏膜破裂，可见明显的血尿。但一般不引起严重的尿外渗。经内科治疗，大多可自行愈合。

3.肾全层裂伤

肾实质严重挫伤时外及肾包膜，内达肾盂、肾盏黏膜，此时常伴有肾周血肿和尿外渗。如肾周筋膜破裂，外渗血尿可沿后腹膜外渗。血肿若破入集合系统，则引起严重的血尿。有时肾一极可完全撕脱，或肾完全裂伤呈粉碎状。这类肾损伤症状明显，后果严重，均需手术治疗。

4.肾蒂损伤

肾蒂血管撕裂时可致大出血、休克。如肾蒂完全断裂，伤肾甚至可被挤压通过破裂的横膈进入胸腔。锐器刺伤肾血管可致假性动脉瘤、动-静脉瘘或肾盂静脉瘘。对冲伤常使肾动脉在腹主动脉开口处内膜受牵拉而破裂，导致肾动脉血栓形成，使肾失去功能。

5.病理性肾破裂

轻度暴力可使已有病理性改变的肾破裂，如肾肿瘤、肾积水、肾囊肿、脓肾等。有时暴力甚至不被察觉，称为自发性肾破裂。

二、诊断

(一)临床表现

肾损伤的主要症状有休克、出血、血尿、疼痛、伤侧腹壁强直和腰部肿胀等。

1.休克

早期休克可由于剧烈的疼痛所致，之后与大量失血有关，其程度依伤势和失血量而定。除血尿失血外，肾周筋膜完整时，血肿局限于肾周筋膜；若肾周筋膜破裂，血液外渗到筋膜外形成大片的腹膜后血肿；若腹膜破裂，则大量血液流入腹膜腔，使病情迅速恶化。凡在短时间内迅速发生休克或快速输血 2 单位后仍不能纠正休克时，常提示有严重的内出血。晚期继发出血常见于伤后 2～3 周，偶尔在 2 个月后亦可发生。

2.血尿

90％以上的肾损伤患者可存在血尿，轻者仅为镜下血尿，但肉眼血尿较多见。严重者血尿甚浓，可伴有条索状血块和肾绞痛，有大量失血。多数病例血尿是一过性的。开始血尿量多，几天后逐渐消退。起床活动、用力、继发感染是继发血尿的诱因，多见于伤后 2～3 周。部分病例血尿可延续很长时间，甚至几个月。值得注意的是，没有血尿不能除外肾损伤的存在，尿内血量的多少也不能断定肾损伤的严重程度和范围。如肾盂遭受到广泛的损伤、肾蒂撕脱、肾动脉血栓形成、输尿管断裂或被血块或者是肾组织碎片完全堵塞、血液流入腹腔以及血和尿同时外渗到肾周围组织时，尽管伤情很严重，但血尿可不明显。

3.疼痛与腹壁强直

伤侧肾区有痛感、压痛和强直。身体移动时疼痛加重，但轻重程度不一。这种痛感是由于肾实质损伤和肾被膜膨胀所引起。虽然腹壁的强直会影响到准确的触诊，但在某些病例仍可在腰部扪及肾出血形成的肿块。疼痛可局限于腰部或上腹部，或散布到全腹，放射到背后、肩部、髋部或腰骶部。如伴腹膜破裂而有大量尿液、血液流入腹腔，可致全腹压痛和肌紧张等腹膜刺激征。这种情况在幼童较易发生。

另外,当血块通过输尿管时可有剧烈的肾绞痛。腹部或腰部的贯通伤常有广泛的腹壁强直,由腹腔或胸腔的脏器损伤引起,但亦可由肾区血肿或腹腔内出血所造成。

4.腰区肿块

肾破裂时的血或尿外渗在腰部可形成一不规则的弥漫性肿块。如肾周筋膜完整,则肿块局限,否则在腹膜后间隙可形成一广泛的肿胀。以后皮下可出现瘀斑。这种肿胀即使在腹肌强直时也往往可以扪及。从肿胀的进展程度可以推测肾损伤的严重程度。为缓解腰区疼痛,患者脊柱常呈侧突。有时尚需与脾、肝包膜下出血形成的肿块鉴别。

(二)辅助检查

1.X 线检查

肾挫伤及表浅肾裂伤,腹部 X 线片常无重要发现。当严重肾损伤引起肾周血肿、尿外渗时显示肾影增大、边缘模糊。另外尚可发现有腹腔内游离气体、气-液平面、腹腔内容物移位、气胸、骨折、异物等严重损伤的证据。排泄性尿路造影能确定肾损伤的程度和范围,肾损伤时应采用大剂量静脉尿路造影,不需要腹部加压,避免进一步造成肾损伤。当肾内有出血时显示肾盂、肾盏受压,变形或移位,肾破裂时出现造影剂外渗。尿路造影对伤肾及对侧肾功能的评价有重要意义,但由于肾损伤后血管挛缩或肾分泌功能受抑制,显影效果差,对肾损伤程度分级缺少特异性和敏感性,当前已很少使用,大多为 CT 所替代。

2.B 超检查

具有快速、简便、无创伤之优点,能立即提供肾实质损伤的情况、有无肾周血肿和尿外渗以及腹膜后间隙的情况,常作为首选检查。当患者全身情况不稳定不宜做其他检查时,B 超检查更有意义。但肾挫伤时可无异常发现,也不能清晰显示肾实质破裂程度。

3. CT 检查

CT 检查是一种安全、迅速、有效而无创伤的检查,能精确显示肾脏损伤部位、程度,其诊断肾损伤敏感性与特异性高,分辨率也高,诊断符合率为 98%～100%。肾损伤时常规行 CT 增强扫描检查,增强 CT 扫描能精确显示肾实质裂伤、尿外渗、肾周血肿以及肾损伤程度。

4.肾血管造影

目前已很少用,当 CT 或静脉尿路造影显示一侧或双侧肾不显影,或其他肾血管损伤征象时,应做肾动脉造影或数字减影血管造影,进一步确定诊断。在肾动脉造影时可进行肾动脉栓塞治疗。

5.放射性核素检查

有助于确定诊断。但在急症情况下,其可行性及正确性均不及 CT 或静脉尿路造影。

(三)鉴别诊断

1.肝脏损伤

出血量较大,多有休克症状,腹腔可抽出不凝血,有腹膜刺激症状,没有血尿。

2.脾脏损伤

内出血及休克发展较快,腹腔内积血,可叩诊出移动性浊音,腹腔穿刺可抽得不凝固血液。腹膜刺激症状不明显。没有血尿。

三、治疗

肾损伤的治疗依照伤员的一般情况、肾损伤的范围和程度,以及有无其他器官损伤而确定。

1.一般处理

对有严重休克的患者,首先进行紧急抢救,包括卧床休息、镇静止痛、保温、补充血容量等。许多患者经过处理后,休克获得纠正,一般情况得以好转。若休克系大量出血或弥漫性腹膜炎引起,则应选择及早而安全的探查手术。伴有腹腔脏器损伤时,需剖腹探查。单纯的肾损伤,如无严重的出血一般采用支持治疗。包括:①绝对卧床休息至少2周,待尿液变清后可允许起床活动,但小裂伤创口的愈合需4～6周,因此剧烈活动至少应在症状完全消失后1个月才能进行;②镇静、止痛、解痉;③合理的抗生素的预防性应用和止血药物的应用;④严密观察患者生命体征,必要时输血补充血容量;⑤及时随访有无并发症如高血压的出现。

2.闭合性肾损伤的处理原则

轻度肾损伤采用非手术治疗,包括卧床休息,预防性应用抗生素,密切观察血尿及局部情况,测定血红蛋白、红细胞计数、血细胞比容等。近来,对深度皮质裂伤亦主张先采用非手术治疗,避免了不必要的手术探查及由此所致的肾切除。观察期间若有继续出血的征象,应及时手术治疗。肾蒂损伤、肾粉碎性损伤、完全性肾断裂应采取手术治疗。大的腹膜后血肿及尿外渗亦有手术引流的指征。大多数闭合性肾损伤已不再需要手术治疗。

3.开放性肾损伤的处理原则

开放性肾损伤经复苏处理后,若血流动力学仍不稳定,应立即手术探查。枪伤所致者,因损伤范围及强度大,应及早探查。刺伤所致的肾损伤,若病情稳定,可先做影像学检查,再行决策。对浅表肾实质刺伤未累及集合系统,仅表现为包膜下血肿或肾周血肿,又无持续性出血时,可先采用非手术治疗。

4.手术治疗

出现下列情况者应及时手术探查:①开放性肾损伤伴有腹腔其他脏器损伤者;②经检查证实肾蒂损伤、肾粉碎性损伤、完全性肾断裂;③经抗休克治疗后血压不能回升或升而复降,提示有大出血者;④持续性血尿无减轻趋向,红细胞计数、血红蛋白量、血细胞比容均呈进行性下降;⑤非手术治疗过程中,肾区肿块无缩小且不断增大。手术探查对于多数患者宜采用经腹切口,以便全面探查,探查肾前,先控制肾蒂,以防止难以控制的出血及保护肾脏。

肾损伤的手术治疗有下列常用的几种方法。

(1)肾修补术:适用于肾裂伤的范围较局限,整个肾的血液循环无明显障碍者。创缘整齐者可直接缝合;创缘不整、血运不良者应先清创。若创缘对合有困难者,可用肾周筋膜或肌肉瓣填充,并用腹膜覆盖固定。

(2)肾部分切除术:适用于肾的一极严重挫伤或一极肾组织已游离且无血运,无保留价值,而其余组织无创伤或有裂伤可以修补者。肾部分切除后的断面应以肾包膜或游离的腹膜覆盖,促进切面愈合及防止继发性出血。

(3)肾切除术:肾切除术既能解除出血原因和感染来源,亦可避免再度手术和晚期残疾的后患,但原则上应尽一切力量保留伤肾。在病情危重需行肾切除时必须证实对侧肾功能良好后才能进行。肾切除适应证:①无法控制的大出血;②广泛的肾裂伤,尤其是战时的贯通伤;

③无法修复的肾蒂严重损伤;④伤肾原有病理改变且无法修复者,如肾肿瘤、肾脓肿、巨大结石和肾积水。

(4)肾血管修复手术或肾血管重建手术:肾蒂损伤时,在术中应根据伤情,争取吻合或修补断裂或破裂的血管,重建肾的血液循环。此类手术应争取在伤后12小时以内完成,若延迟至18小时以后,手术修复已无意义。

5.栓塞治疗

随着介入技术和设备的不断完善,尤其是数字减影血管造影技术的出现,可以动态监测血管和组织内密度的微小变化,为肾内动脉超选择性栓塞治疗(即超选择性插管至出血动脉分支内进行栓塞)提供可靠的依据,也使超选择性栓塞更为准确。对于经非手术治疗仍无缓解的严重血尿、单纯的肾血管损伤、肾血管损伤合并轻微的、不需要外科手术处理的其他脏器损伤及肾碎裂伤范围较局限者宜选用;相反,对于严重的肾盂、肾盏或近段输尿管破裂,则需外科手术探查或修补;合并确切的或可疑的需外科手术处理的肾毗邻脏器损伤、生命体征不平稳者则不宜选用。

第四节 输尿管损伤

输尿管为一细长而由肌肉黏膜构成的管形器官,位于腹膜后间隙,周围保护良好并有相当的活动范围。因此,由外界暴力(除贯通伤外)所致的输尿管损伤较为少见;但在临床上因腹部手术、盆腔手术、妇科手术及泌尿外科腔道镜检查及手术而造成的输尿管损伤却常有发生。

一、病因

1.外伤性损伤

多见于战时,输尿管损伤时常伴有其他内脏的损伤或贯通伤。非贯通性损伤很少见,可因直接暴力使肾突然向上移位及使相对固定的输尿管被强烈牵拉而过度伸展,导致输尿管从肾盂肾盏撕裂或离断,这种创伤多见于背后受到重击。

2.手术损伤

多见于腹部或盆腔内进行较广泛的手术时,如子宫切除、结直肠癌根治性切除术时。手术损伤多见于下段输尿管,因此部位解剖较复杂,手术野较深,不易辨清输尿管位置。损伤可为结扎、钳夹、切开、切断、部分截除或损害输尿管血供而致管壁坏死。手术时不一定被发现,很多直到术后出现漏尿或无尿(双侧损伤)时才被发现。

3.器械损伤

多见于泌尿外科输尿管逆行插管、输尿管肾盂镜或腔内泌尿外科操作时。有过结石、创伤或感染性炎症的输尿管,因壁层溃疡或组织脆弱较易遭受损伤。正常输尿管轻度损伤时大多不产生永久性的损害,仅在严重损伤时可致输尿管狭窄。

4.放射性损伤

比较罕见,多见于盆腔脏器肿瘤高强度放射物质照射后,输尿管及周围组织充血、水肿、坏死,以致输尿管壁瘢痕纤维化、粘连狭窄,引起输尿管梗阻。

二、分类

输尿管损伤的病理变化及后果与创伤的类型、发现及处理的时间和方法有密切关系。

1.钳夹伤

轻者无不良后果，重者造成输尿管狭窄、肾积水。如钳夹部位短期内坏死脱落则形成输尿管瘘。

2.结扎伤

(1)单侧结扎:若对侧肾功能正常，可无症状，或仅轻度的腰部胀痛。单侧输尿管完全结扎后的梗阻，引起肾盂、肾盏反流及再吸收来维持尿生成与尿排泄之间的平衡，在一定时期内可以保持肾功能不致丧失，当梗阻解除后，肾的排尿功能可完全恢复。病理缓冲的安全时间，根据已知的动物实验及临床经验，2 周的时间比较安全，也有长达至术后 2～3 个月发现的病例。如在上述安全期内，仍可考虑行修复性手术，不可贸然实行肾切除。长期完全输尿管梗阻，可因反流压力致使肾血液循环受阻而发生肾萎缩。

(2)双侧结扎:一旦双侧输尿管均被完全结扎，壶即发生无尿，很容易被查出。如贯穿结扎为部分性的，则所致的部分性狭窄可引起肾积水或输尿管瘘。也有将结扎肠线吸收后，梗阻解除而不留上述病理改变者。

3.离断或切开

如在手术或外伤当时即被发现，立即实行修补或吻合，处理得当，则不留后遗症。若未发现，尿液渗入腹膜腔可引起尿性腹膜炎，渗入腹膜后可引起蜂窝织炎。此类病例如不及时处理，终将中毒、休克致死。部分病例尿液可经阴道或腹壁切口引流出来，形成输尿管瘘。未经手术处理的输尿管切口或形成的输尿管瘘，必将引起输尿管狭窄，继而引起肾、输尿管积水，并易诱发肾盂肾炎。

4.穿孔伤

多见于输尿管插管、输尿管镜检查、输尿管镜下碎石术中，尿液漏至腹膜后，可引起腹痛、腹胀，穿孔较小者可自愈。

5.扭曲

结扎缝合输尿管附近组织时，可牵拉输尿管形成扭曲，或因输尿管周围组织的炎症反应及瘢痕收缩，粘连牵拉输尿管形成扭曲，导致尿液引流不畅，输尿管上段扩张、肾积水，并可并发结石形成及感染。

6.缺血性坏死

在进行盆腔手术时，如根治性子宫切除术，广泛的清扫髂血管及输尿管周围淋巴组织时，输尿管盆段的鞘膜和血液循环都可能遭到破坏，有的甚至发生平滑肌撕裂。这样一段输尿管的蠕动功能势必减退或消失，尿液将在此淤积、扩张。而广泛的组织创伤，盆腔的组织液的渗出较多，引流不畅易导致感染。缺血、扩张、内压升高、蠕动很差的输尿管浸泡在可能感染的积液中，必会发生穿孔及大段坏死。此时若已形成周围组织粘连，尿液外渗后，可被包围形成局限性的盆腔脓肿，并向薄弱的阴道穿孔，形成输尿管阴道瘘。完成上述病理过程，常需经 1～2 周时间。故此类输尿管损伤多在术后 1 周左右开始出现症状，多为双侧受累。

三、诊断

(一)临床表现

输尿管损伤的症状极不一致,可因术中及时发现并立即处理而无临床表现,也可因伴有其他重要脏器的损伤而被忽视。另外,输尿管单侧损伤和双侧损伤的临床表现也不一致。

1.尿外渗或尿瘘

可发生于损伤一开始,也可于4~5天后因血供障碍(钳夹、缝扎或外膜剥离后缺血)使输尿管壁坏死而发生迟发性尿外渗。尿液由输尿管损伤处外渗到后腹膜间隙,引起局部肿胀和疼痛,腹胀、患侧肌肉痉挛和明显压痛。如腹膜破裂,则尿液可漏入腹腔引起腹膜刺激征。一旦继发感染,可出现脓毒血症如寒战、高热。尿瘘常发生于输尿管损伤后2~3周,如同时有腹壁创口或与阴道、肠道创口相通,可发生尿瘘。

2.感染

多为继发性感染,受伤后的输尿管周围组织发炎、坏死及尿液渗入腹膜后及腹腔,很快形成脓肿或腹膜炎,临床上多表现为发热、腰痛、腹肌紧张及肾区叩痛。

3.血尿

输尿管损伤引起的血尿的严重程度与创伤的程度不成正比,如输尿管逆行插管或输尿管镜术后,引起输尿管黏膜的擦伤可引起较严重的血尿,而输尿管完全离断或被结扎,不一定有血尿。

4.梗阻症状

术中误扎输尿管引起梗阻的早期,因肾盂、肾盏反流及再吸收能力,可维持尿生成与尿排泄之间的平衡,在一定时期内可以保持肾功能不致丧失。尤其是单侧输尿管完全结扎可因对侧肾功能正常而无症状或症状轻微。部分患者患肾因长期完全梗阻而萎缩,可完全无症状。双侧输尿管被离断、撕脱或结扎后,伤后立即出现无尿。输尿管损伤也可因炎症、继发感染、水肿、尿瘘、粘连等造成输尿管狭窄引起梗阻,可表现为腰痛、肾积水、继发性的肾感染、肾功能受损。

(二)辅助检查

盆腔手术后患者如果发现尿少、血尿、无尿、肾区压痛及尿外渗等现象,应考虑到输尿管损伤的可能性,需进一步检查。

经膀胱镜逆行插管时,往往插管受阻,逆行造影显示梗阻或造影剂外溢。

排泄性尿路造影时伤侧肾脏显影不佳或不显影。

B超检查的诊断意义不大,只能发现尿外渗和梗阻造成的肾积水。

四、治疗

输尿管损伤的治疗原则为恢复输尿管的连续性或完整性,减少局部发生狭窄的机会,保持尿液引流通畅,尽一切可能确保患侧肾功能。

(一)处理原则

患者全身情况危重,如休克、脱水、失血严重或合并有其他重要脏器创伤时,应先改善全身情况及优先处理重要器官的创伤,再根据情况处理输尿管损伤。

手术中发生并及时发现的输尿管损伤,立即进行处理是损伤修复的最佳时机,此时损伤组织尚无水肿或粘连,手术修复简单易行,术后恢复良好,并发症亦少。对手术中未能及时发现,术后72小时内及时发现并明确诊断的输尿管损伤,应立即处理。对延迟发现或发生的输尿管损伤,若超过 72 小时,原则上不宜立即修复,因为尿外渗引起局部组织充血、水肿及炎症反应,输尿管及周围组织的修复能力差,手术成功的机会很小。

对输尿管的损伤段应彻底扩创,直至输尿管两端有明显渗血为止,以防止因局部组织缺血、失活而导致吻合口破裂,同时应注意不能过多破坏输尿管鞘及周围组织;修复及吻合输尿管应在无张力的情况下进行。

(二)处理方法

根据输尿管损伤的类型、部位、缺损范围、损伤时间长短、患者全身情况及肾功能情况选择不同的处理方法,目前尚无统一的治疗标准。

1.留置支架管法

对于输尿管挫伤、逆行插管、输尿管镜操作等造成的损伤或术后早期发现的输尿管损伤,若输尿管保持完整、血运良好,可经输尿管镜逆行插管或从破裂部位插入输尿管导管或双 J 管,保证引流通畅。

2.经皮肾穿刺造瘘术

对于休克、全身条件差的患者,肾造瘘术是挽救生命的重要措施。另外,对于发现较晚(超过 72 小时)的输尿管损伤,也应当行肾造瘘术,3 个月后再行输尿管修复手术。

3.吻合手术

对开放手术术中及术后 72 小时内发现的输尿管损伤应立即行输尿管端端吻合术或输尿管膀胱吻合术。若输尿管部分断裂或完全断裂,但无明显缺损者,可行端端吻合术,内置双 J 管引流;对损伤部位距输尿管膀胱开口 5 cm 以内的输尿管损伤可考虑输尿管膀胱吻合术;对缺损或病变段在 5~9 cm 的患者,可采用输尿管膀胱瓣(Boari 膀胱瓣)吻合术,对于缺损或病变段较长者,也可采用膀胱腰大肌悬吊输尿管膀胱吻合术。

4.肾切除术

对梗阻时间长,患肾功能丧失者;长期尿瘘继发肾脏感染无法控制者;以及因肿瘤、腹膜后广泛粘连,已无法再做修复手术者,且对侧肾功能良好,可行患侧肾切除术。

第五节 膀胱损伤

膀胱是贮存、排泄尿液的肌膜性囊状器官,其大小、形状、位置随储尿量及患者年龄的不同而变化。其随着贮存尿液的多少而呈膨起或空虚。儿童的膀胱位置较高,几乎全在前腹壁之后,无骨盆保护。在成年男性,膀胱介于耻骨与直肠之间,顶部及后壁的一部分为腹膜所覆盖,其下与前列腺部尿道相通,后面为精囊和输精管壶腹部,膀胱与直肠之间是直肠膀胱陷凹。在膀胱排空时,全部在骨盆内;膀胱充盈时,则顶部上升与前腹壁接触。女性膀胱之后方为子宫,两者之间是子宫膀胱陷凹。故女性膀胱的位置较男性为靠前和较低,而覆盖于膀胱后壁的腹膜返折,因与子宫相连,故较男性者为高。

一、病因与分类

空虚的膀胱位于骨盆深处,受到骨盆、筋膜、肌肉及软组织的保护,除骨盆骨折或贯通伤外，一般不易损伤。但当膀胱充盈时，膀胱顶部高出耻骨联合以上，与前腹壁相贴，失去骨盆的保护，由于体积增大，壁薄而紧张，故而在受到外力作用时容易导致膀胱损伤。膀胱在肿瘤、结核、结石、神经源性膀胱等病理情况下其损伤的概率较正常膀胱高，而且易发生自发性膀胱破裂。此外，骨盆手术、下腹部手术、妇科手术及泌尿科膀胱镜操作时，均可造成医源性损伤。膀胱异物如铁钉、铁丝、缝针等尖锐异物也可造成膀胱穿孔。

根据膀胱损伤的原因不同，膀胱损伤可分为闭合性损伤（钝挫伤）、开放性损伤（贯通伤）、医源性损伤三类。

1.闭合性损伤

该类型最常见，约占膀胱损伤的80%。多发生于膀胱膨胀时，因直接或间接暴力，使膀胱内压骤然升高或强烈震动而破裂，如撞击、踢伤、坠落或交通事故等。其他如骨盆骨折时骨片刺破膀胱或待产，膀胱被压于胎头或耻骨之间过长，造成膀胱三角区缺血性坏死，形成膀胱阴道瘘。酒醉后膀胱膨胀、壁薄，也易受伤破裂。另外，存在病变的膀胱如肿瘤、结核等不能耐受过度膨胀，发生破裂，则称之为自发性膀胱破裂。

2.开放性损伤

该类型多见于战时，以弹片和刺伤多见，常合并其他脏器损伤如直肠、阴道损伤，形成膀胱直肠瘘或膀胱阴道瘘。

3.医源性损伤

该类型也较常见，膀胱镜检查、尿道扩张、TURP、TURBT、膀胱碎石术等操作不慎，可损伤膀胱。下腹部手术如疝修补术、输卵管结扎术、剖宫产以及盆腔脏器手术等也易伤及膀胱。

由于膀胱位于腹膜间位，故膀胱破裂可根据裂口与腹膜的关系分为腹膜内型、腹膜外型和腹膜内外混合型。当膀胱膨胀时，其破裂部位多位于膀胱顶部及后壁，裂口与腹腔相通，尿液进入腹腔，可引起严重的尿性腹膜炎。而骨盆骨折所致的膀胱破裂，其破口多在膀胱的前侧壁或底部，尿液外渗均在腹膜外膀胱周围组织中。战时的火器伤，其损伤部位与弹道方向有关，腹膜内外破裂可同时存在，且多伴有其他脏器损伤。

二、诊断

（一）病史及体检

患者下腹部或骨盆受外来暴力后，出现腹痛、血尿及排尿困难，体检发现耻骨上区压痛，直肠指检触及直肠前壁有饱满感，提示腹膜外膀胱破裂。全腹剧痛、腹肌紧张，压痛及反跳痛，并有移动性浊音，提示腹膜内膀胱破裂，行腹腔穿刺可抽出血性尿液。

（二）临床表现

膀胱壁轻度挫伤仅有下腹部疼痛，少量终末血尿，短期内自行消失。膀胱全层破裂时症状明显，腹膜外型与腹膜内型破裂有不同的表现。

1.休克

骨盆骨折所致剧痛、大出血，膀胱破裂引起尿外渗及腹膜炎，伤势严重，常发生休克。

2.腹痛

腹膜外破裂时，尿外渗和血肿引起下腹部疼痛、压痛及肌紧张，直肠指检可触及肿物且有触痛。腹膜内破裂时，尿液流入腹腔而引起急性腹膜炎症状，并有移动性浊音。

3.血尿和排尿困难

有尿意,但不能排尿或仅排出少量血尿。当有血块堵塞或尿外渗到膀胱周围、腹腔时,则无尿液自尿道排出。

4.尿瘘

开放性损伤可有体表伤口漏尿;如与直肠、阴道相通,则经肛门、阴道漏尿。闭合性损伤在尿外渗感染后破溃,也可形成尿瘘。

(三)辅助检查

1.导尿检查

骨盆骨折时,常合并前列腺尖部尿道断裂。对此,应首先进行导尿检查。若能顺利将导尿管插入膀胱导出尿液,则应进一步在导出尿液后向膀胱内注入一定量的生理盐水。然后抽出,如抽出量与注入量相同,则表明膀胱壁是完整的。但若抽出量明显多于或少于注入量,则提示膀胱可能有破裂。

2.膀胱造影

自导尿管注入15%泛影葡胺200～300mL,拍摄前后位X线片,抽出造影剂后再拍摄X线片,可发现造影剂漏至膀胱外。腹膜内膀胱破裂时则显示造影剂衬托的肠袢。

3.腹腔穿刺

进行腹腔穿刺抽液,并测定抽出液中氨的含量。对诊断有无腹膜内型膀胱损伤有一定帮助。

4.手术探查

经检查证实有膀胱破裂、腹内其他脏器损伤或后尿道断裂者,应做好术前充分准备,及时施行手术探查。根据探查发现,分别进行适当处理。

三、治疗

膀胱挫伤一般不需要特殊处理,除卧床休息,多饮水,让其自行排尿或尿道置管引流外,必要时给予镇静、抗感染药物。血尿和膀胱刺激征可在短期内消失。

各种原因引起的腹膜内膀胱破裂和开放性膀胱损伤应手术治疗。

(一)紧急处理

抗休克治疗,如输液、输血、止痛、使用广谱抗生素预防感染。合并骨盆骨折时,行骨盆固定,防止加重损伤。

(二)保守治疗

膀胱挫伤或造影时仅有少量尿外渗,症状较轻者,可从尿道插入导尿管持续引流尿液7～10天,并保持通畅;使用抗生素,预防感染,破裂可自愈。

(三)手术治疗

膀胱破裂伴有出血和尿外渗,诊断明确后,立即手术修补,根据损伤部位和程度修补裂口,充分引流尿外渗,耻骨上留置膀胱造口管或者留置导尿。腹膜外膀胱破裂行修补术后,应放置引流管,充分引流外渗的尿液。腹膜内膀胱破裂则行剖腹探查,吸净腹腔内尿液,并处理其他脏器的损伤。

第四章 神经系统疾病

第一节 短暂性脑缺血发作

一、概述

1.概念

历时短暂并经常反复发作的脑局部供血障碍，导致供血区局限性神经功能缺失症状称为短暂性脑缺血发作（TIA）。每次发作持续数分钟，通常在30分钟内完全恢复，但常反复发作。

2.传统的TIA定义时限

神经症状24h内恢复。

TIA为缺血性卒中最重要的危险因素。近期发作频繁的TIA是脑梗死的特级警报，有4%～8%完全性卒中发生于TIA之后。

二、病因及发病机制

病因尚不完全清楚。发病与多种病因有关。

1.微栓塞

微栓子阻塞小动脉后出现缺血症状，当栓子溶解或破碎移向远端时，则血流恢复，症状消失。微栓子来源于动脉粥样硬化斑块的脱落、颈内动脉系统动脉狭窄处的附壁血栓及胆固醇结晶等。

2.脑血管痉挛

脑动脉硬化后的狭窄形成血流漩涡，刺激血管壁发生血管痉挛；用钙拮抗剂治疗TIA有效支持血管痉挛学说。

3.血液成分、血流动力学改变

血小板增多症、真性红细胞增多症、异常蛋白血症、贫血和白血病等，低血压和心律失常所致的高凝状态或血流动力学改变可引起TIA。

4.其他

脑实质内的血管炎或小灶出血、脑外盗血综合征和颈椎病的椎动脉受压等。

三、临床表现

1.共同临床症状

(1)年龄和性别：好发于中老年人(50～70岁)，男性多于女性。

(2)既往史：常有高血压、糖尿病、心脏病和高脂血症病史。

(3)发病特点：发病突然，持续时间短，恢复快，无后遗症状。发病时迅速出现局限性神经功能或视网膜功能障碍，多于5min左右达到高峰，可反复发作，每次发作的症状相对较恒定。

(4)注意：一般不表现为症状仅持续数秒钟即消失的闪击样发作。

2.颈内动脉系统TIA的表现

(1)常见症状：对侧单肢无力或轻偏瘫，可伴有对侧面部轻瘫，系大脑中动脉供血区或大脑中动脉与大脑前动脉皮层支的分水岭区缺血的表现。

(2)特征性症状

1)眼动脉交叉瘫：病变侧单眼-过性黑矇或失明、对侧偏瘫及感觉障碍。

2)Horner征交叉瘫：病变侧Horner征、对侧偏瘫。

3)失语症：主侧半球受累可出现。

(3)可能出现的症状

1)对侧单肢或半身感觉异常：如偏身麻木或感觉减退，为大脑中动脉供血区缺血的表现。

2)对侧同向性偏盲：较少见；大脑中动脉与大脑后动脉皮层支或大脑前动脉、中动脉、后动脉皮层支分水岭区缺血，使顶、枕、颞交界区受累所致。

3.椎-基底动脉系统TIA的表现

(1)常见症状：眩晕、平衡失调，多不伴有耳鸣，为脑干前庭系统缺血表现；少数可伴耳鸣，系内听动脉缺血致内耳受累。

(2)特征性症状

1)跌倒发作：转头或仰头时，下肢突然失去张力而跌倒，无意识丧失，很快自行站起，系脑干网状结构缺血所致。

2)短暂性全面性遗忘症(transient global amnesia，TGA)：出现短时间记忆丧失。患者对此有自知力，持续数分钟至数十分钟；发作时伴时间、地点定向障碍，但书写、谈话和计算能力保持；系大脑后动脉颞支缺血累及边缘系统的颞叶海马、海马旁回和穹隆所致。

3)双眼视力障碍发作：双侧大脑后动脉距状支缺血致枕叶视皮质受累，引起暂时性皮质盲。

(3)可能出现的症状

1)吞咽障碍、构音不清：脑干缺血所致延髓性麻痹或假性延髓性麻痹的表现。

2)意识障碍伴或不伴瞳孔缩小：高位脑干网状结构缺血累及网状激活系统及交感神经下行纤维(由下丘脑交感神经区到脊髓睫状中枢的联系纤维)所致。

3)一侧或双侧面、口周麻木或交叉性感觉障碍：三叉神经脊束核及同侧脊髓丘脑束缺血的表现。

4)眼外肌麻痹和复视：中脑或脑桥缺血的表现。

5)共济失调：因椎动脉及基底动脉小脑分支缺血导致小脑功能障碍。

6)交叉性瘫痪：典型的一侧脑干缺血表现，因脑干缺血的部位不同出现Weber综合征、Foville综合征等。

四、辅助检查

(1)EEG、CT或MRI检查，大多正常，部分病例脑内有小的梗死灶或缺血灶。弥散加权MRI可见片状缺血区。

(2)DSA/MRA 或 TCD 可见血管狭窄、动脉粥样硬化斑块，TCD 微栓子监测适合发作频繁的 TIA 患者。

五、诊断及鉴别诊断

1.诊断

(1)诊断主要依靠病史(绝大多数 TIA 患者就诊时症状已消失)。有典型临床表现者诊断不难。进行某些辅助检查对确定病因，有助于选择适当的治疗方法。

(2)以下症状不属于 TIA 的特征性症状

1)不伴有后循环(椎-基底动脉系统)障碍其他体征的意识丧失。

2)躯体多处持续进展性症状。

3)强直性和(或)阵挛性痉挛发作。

4)闪光暗点。

2.需与以下疾病鉴别

(1)单纯部分性发作癫痫

1)肢体抽搐:从躯体的一处开始，并向周围扩展，持续数秒至数分钟。

2)脑电图:多有异常。

3)CT/MRI:发现脑内局灶性病变。

(2)梅尼埃病

1)发作性眩晕、恶心、呕吐:与椎-基底动脉 TIA 相似，每次发作持续时间多超过 24 小时，发病年龄多在 50 岁以下。

2)伴有症状:耳鸣、耳阻塞感、听力减退等。

3)定位体征:只有眼球震颤。

(3)心脏疾病

1)多种疾病:阿-斯(Adams-Stokes)综合征，严重心律失常如室上性心动过速、多源性室性早搏、室性心动过速、心房扑动、病态窦房结综合征等引起阵发性全脑供血不足，出现头晕、晕倒和意识丧失。

2)常无神经系统局灶性症状和体征。

3)心电图、超声心动图和 X 线检查:常有异常发现。

(4)其他

1)脑内寄生虫、颅内肿瘤、脓肿、慢性硬膜下血肿:可出现类似 TIA 发作症状。

2)原发或继发性自主神经功能不全:可因血压或心律的急剧变化引起短暂性全脑供血不足，出现发作性意识障碍。

六、治疗

治疗目的为消除病因、减少及预防复发、保护脑功能。

1.病因治疗

(1)针对病因治疗:对有明确病因者，如高血压患者应控制高血压，使 Bp＜18. 7/12.0kPa(140/90mmHg)，糖尿病病人伴高血压者血压宜控制在更低水平[Bp＜17. 3/11.3kPa(130/85mmHg)]。

(2)有效地控制危险因素:治疗糖尿病、高脂血症(使胆固醇<6.0mmol/L,LDL<2.6mmol/L)、血液系统疾病、心律失常等。

(3)颈动脉内膜剥离术、血栓内膜切除术、颅内外动脉吻合术或血管内介入治疗对颈动脉有明显动脉粥样硬化斑块、狭窄(>70%)或血栓形成,影响脑内供血并有反复发作TIA者可试行。

2.预防性药物治疗

(1)抗血小板聚集剂:宜长期服用,治疗期间应监测临床疗效和不良反应,减少微栓子发生,减少TIA复发。

1)阿司匹林:50~100mg/d,晚餐后服用。

2)噻氯匹定:125~250mg,1~2次/d;不良反应如皮炎和腹泻,引起白细胞减少,在治疗的前3个月定期检查白细胞计数。

3)氯吡格雷:75mg/d,单独应用或与双嘧达莫联合应用。

(2)抗凝药物:对频繁发作的TIA,特别是颈内动脉系统TIA较抗血小板药物效果好;对渐进性、反复发作和一过性黑蒙的TIA可起预防卒中的作用。

1)肝素:100mg加入5%葡萄糖或0.9%生理盐水500mL内,以每分钟20~30滴的滴速静脉滴注;若情况紧急可用肝素50mg静脉推注,再用50mg静脉滴注维持;或选用低分子肝素4000U,2/d,腹壁皮下注射,较安全。

2)华法林(苄丙酮香豆素钠):2~6mg/d,口服。

3.脑保护治疗

钙拮抗剂(如尼莫地平、氟桂利嗪、奥力保克)具有脑保护作用,可用于频繁发作的TIA,影像学显示有缺血或脑梗死病灶者。

4.其他

(1)中医:中药丹参、川芎、红花、水蛭、葛根等单方或复方制剂。

(2)血管扩张药:如脉栓通或烟酸占替诺静脉滴注,罂粟碱口服、扩容药物(如低分子右旋糖酐)。

第二节 脑血栓形成

一、概念

脑血栓形成(cerebral thrombosis)指因血液在脑动脉管腔内凝集,造成管腔狭窄或闭塞,使该动脉所供应的脑组织发生缺血性坏死,出现相应的神经系统受损表现。

二、病因

(1)动脉粥样硬化是脑血栓形成最常见的病因,引起动脉粥样硬化的最常见的疾病有高血压、糖尿病和高脂血症等。此外,高龄、吸烟和酗酒也是动脉粥样硬化的主要原因。动脉粥样硬化斑块可发生在动脉系统的任何部位,最常见的部位在颈内动脉的近分叉处、大脑中动脉和大脑前动脉及椎动脉起始处。

（2）各种大动脉炎、血栓闭塞性脉管炎、钩端螺旋体感染、系统性红斑狼疮、白塞病、结节性多动脉炎、巨细胞动脉炎、梅毒性动脉炎等，均可导致局部脑血栓形成。

（3）先天性脑动脉发育障碍或外伤等原因引起的动脉畸形也可导致该动脉血栓形成。

（4）真性红细胞增多症、血小板增多症、高心磷脂抗体、产后、长期口服避孕药、恶病质、严重脱水等因素也可导致脑血栓形成。血浆中同型半胱氨酸增高可以加速动脉粥样硬化，促使动、静脉内血栓形成，是脑血管疾病的一项独立危险因素。

三、病理

急性期的梗死灶包括中心坏死区和其周围缺血区，后者称为缺血半暗带（ischemepenumb）。中心坏死区的神经细胞均已发生死亡，不可挽救；而半暗带是因血流量降低使其神经细胞功能受抑制，如果能迅速提高血流量，尚可能使其功能恢复，否则可能继续发生坏死。因此临床治疗的主要目的是挽救半暗带的神经细胞。一般来讲，半暗带神经细胞可存活 6 小时以内，因此，超早期治疗的时间窗为 6 小时。如果超过此时间窗再通，则脑损伤继续加重，此现象称为再灌注损伤（reperfusion damage）。

四、临床表现

本病好发于中老年人，男性多于女性，多在静态状态下发病，尤其是在睡眠中。症状多为突然偏瘫、偏身感觉障碍等，一般不伴有意识障碍、头痛、呕吐等全脑症状。具体临床表现取决于血栓形成的动脉，血栓形成的速度。

1.临床类型

（1）完全卒中（complete stroke）：发病突然，症状和体征迅速在 6 小时内达到高峰。

（2）进展性卒中（progressive stroke）：发病后的症状呈阶梯样或持续性加重，在 6 小时至 3 天发展至完全卒中。

（3）缓慢进展性卒中（chronic progressive stroke）：发病后的症状和体征呈缓慢加重至数天、数周，酷似脑肿瘤的临床表现。

（4）可逆性缺血性神经功能缺损（reversible ischeme neurologic deficit，RIND）：即脑缺血的临床表现较轻，但持续时间超过 24 小时，在 3 周以内可完全恢复。

2.不同动脉血栓的临床表现

（1）颈内动脉血栓形成：典型表现为同侧眼失明，对侧上下肢程度相同的瘫痪，对侧偏盲，发生在优势半球者还出现失语、失读、失算、失写等。因大面积脑梗死合并脑水肿，出现颅内高压所致的头痛、恶心、呕吐、意识障碍，重者发生脑疝而死亡。

（2）大脑中动脉血栓形成：大脑中动脉及其分支是血栓形成的好发动脉。症状和体征取决于血栓形成发生在该动脉的哪一段。一般有以下 3 种情况。

1）大脑中动脉主干血栓形成：表现为对侧上下肢程度相同的瘫痪、对侧半身感觉障碍、对侧偏盲。发生在优势半球者，还有失语、失读、失算、失写等。由于该动脉所供应的范围也较广，脑梗死面积较大，可致颅内压增高，出现意识障碍，甚至脑疝死亡。

2）大脑中动脉深支血栓形成：主要表现为对侧上下肢程度相同的瘫痪。

3）大脑中动脉皮质支血栓形成：表现为对侧面、舌及上肢为主的偏瘫及偏身感觉障碍，且深感觉及皮层感觉障碍更重。发生在优势半球者，还可伴有运动性失语、感觉性失语、失算、失读、失用等。发生在非优势半球者,可出现体象障碍。

(3)大脑前动脉血栓形成:除有以下肢为重的偏瘫和感觉障碍外,还可出现精神症状及大小便障碍。

(4)大脑后动脉血栓形成。

1)皮层支血栓形成:表现为对侧偏盲,但有黄斑回避现象。发生在优势半球者,可出现失读及感觉性失语。一般无肢体运动和深浅感觉障碍。

2)深支血栓形成:主要发生在两条动脉。丘脑膝状体动脉血栓形成者表现为典型的丘脑综合征,即对侧半身感觉障碍,伴有或单独出现对侧半身的自发性疼痛,可出现较轻的短暂性对侧偏瘫。丘脑穿通动脉血栓形成者表现为对侧肢体舞蹈样运动,不伴偏瘫及感觉障碍,这是因为损及丘脑后部和侧部之故。

(5)椎-基底动脉血栓形成:是较为严重的脑血栓形成,不同部位动脉的血栓形成,表现各异。

1)基底动脉主干血栓形成:发病虽然不如脑桥出血那么急,但病情常迅速恶化。表现为高热、昏迷、瞳孔缩小、脑神经麻痹、四肢瘫痪、小脑症状,常伴急性肺水肿、心肌缺血、应激性胃溃疡及出血等,大多数在短期内死亡。

2)基底动脉尖血栓形成:指基底动脉的顶端部位及其分支,如小脑上动脉、大脑后动脉及从顶端向间脑发出的深穿支。该部位发生的血栓形成致中脑、双侧丘脑、枕叶、颞叶梗死,称为基底动脉尖综合征,其表现为:意识障碍,轻者为嗜睡,重者为昏迷;记忆障碍;对侧偏盲或皮质盲;眼球活动障碍,即眼球内收障碍和上视障碍;瞳孔异常,即一侧或双侧瞳孔扩大,光反应减弱或消失;眼球震颤,为垂直、旋转或水平性;共济失调等。

3)中脑穿通动脉血栓形成:表现为两个综合征。大脑脚综合征(Weber 综合征),即同侧动眼神经麻痹,对侧肢体偏瘫,还可伴意识障碍;红核综合征(Benedikt 综合征),即同侧动眼神经麻痹,对侧肢体不自主运动如震颤、舞蹈或手足徐动。

4)双侧脑桥正中动脉血栓形成:表现为典型的闭锁综合征,即四肢瘫痪、完全性假性延髓性麻痹,双侧周围性面瘫、眼外展麻痹和侧视中枢麻痹;但视力、听力、意识、感觉及眼球垂直运动尚存在。患者用眼球上下活动来表示意识和交流。

5)单侧脑桥正中动脉血栓形成:表现为脑桥旁正中综合征(Fovine 综合征),即双眼球向病变侧的侧视运动障碍及对侧偏瘫。但有的仅表现为对侧偏瘫,类似于一侧颈动脉系统血栓形成产生的症状。

6)单侧脑桥旁中央动脉血栓形成:表现为脑桥外侧综合征(Millard-Gubler 综合征),即同侧眼球外展麻痹和周围性面肌麻痹,对侧肢体偏瘫。

7)小脑后下动脉血栓形成:表现为延髓背外侧综合征(Wallenberg 综合征),包括眩晕、呕吐、眼球震颤;交叉性痛温觉减退,即同侧面部和对侧半身的感觉减退;同侧小脑性共济失调;同侧真性延髓性麻痹,即吞咽困难、声音嘶哑、咽反射消失;同侧霍纳征(Horner 征)。一般没有锥体束受损的表现。

8)小脑梗死:系因小脑上动脉、小脑前下动脉和(或)小脑后下动脉血栓形成所致。其临床表现依病灶大小而不同。轻者可仅为头晕或眩晕;重者除了严重的眩晕、恶心、呕吐外,还可出现明显的眼震、共济失调，甚至因大片梗死引起高颅压或脑疝。

五、辅助检查

应进行 CT、B 超、心电图及血液检查。必要时再进行 MRI、MRA、PET、DSA 及腰椎穿刺检查。

1.CT

发病 24 小时内，多数正常。之后，梗死区为低密度影，边界不清，梗死面积大者可伴明显占位效应，发病第 2～3 周时，病灶可为等密度影。发病 3 天至 5 周，病灶区可出现增强现象。发病 5 周以后，大梗死灶呈长久性的低密度影，边界清楚，无占位效应及增强现象。病灶过小或病灶位于小脑、脑干，CT 常不能发现病灶。

2.MRI

发病数小时即可显示病灶，在 24 小时后，可清楚地显示病灶及周围水肿，不伴出血的梗死灶在急性期及后遗症期均表现为长 T1、长 T2 信号。如果伴有出血者，则混杂有短 T1、T2 信号。MRI 优点是能检查出小的病灶，小脑和脑干的病灶以及较早期的病灶。DWI 在发病 2 小时左右即可显示出缺血区域，但对陈旧性梗死灶不显示。因此，可鉴别新发与陈旧的脑梗死灶。

3.PET

主要用于 MRI 还未能发现的缺血性病灶或低灌注状态的病灶。

4.脑血管造影

DSA 和 MRA 可显示阻塞的动脉部位、脑动脉硬化情况，还可发现非动脉硬化性的血管病变，如血管畸形等。

5.腰椎穿刺检查

颅内压和脑脊液的常规与生化检查大多数为正常。但大面积脑梗死者，或伴有出血性梗死时，可提示颅内压增高和脑脊液呈血性或黄变。如影像学检查已明确不需行此项检查。

6.其他检查

见短暂脑缺血发作。

六、鉴别诊断

脑血栓形成应与以下疾病鉴别。

1.脑出血

小量脑出血的表现类似于脑血栓形成，大片脑梗死也类似脑出血的表现，须依靠脑 CT 检查鉴别之。

2.脑栓塞

脑栓塞患者一般在动态下发病更快，可有明确的栓子来源如心房纤颤等。脑栓塞的 CT 可表现为多个新发的梗死灶，易有出血性脑梗死。

3.颅内占位性病变

许多颅内占位性病变，如脑肿瘤、硬膜下血肿、脑脓肿等，可表现为进展性头痛、呕吐、肢体瘫痪等，类似于缓慢进展性卒中，脑卒中则快速发病，应注意与之鉴别。CT、MRI 可鉴别。

七、治疗

治疗的基本原则应根据缺血性卒中的病理生理变化，按不同时间分期来确定治疗方针，实行个体化原则。

1.分期治疗

(1)超早期：指发病3～6小时之内，此时半暗带还存在，为治疗的最关键时期。治疗：溶栓、降纤、抗凝、抗血小板聚集剂、血液稀释疗法、脑保护剂等。

(2)早期：指发病后6～72小时，此时半暗带已消失。治疗：溶栓已无意义，可降纤、抗凝、抗血小板聚集及脑保护治疗。

(3)急性期后期：指发病后72小时到1周，此期主要抗凝、抗血小板聚集、脑保护治疗及控制感染和其他并发症。

(4)恢复期：指发病1周以后。治疗：以应用抗血小板聚集剂为主，脑保护剂也重要。应积极配合康复治疗。

2.整体治疗

(1)维持气道通畅，严重缺氧患者可经鼻吸氧，2～4mL/min为宜。

(2)控制血糖在正常水平，大于200mg/dL或10mmol/L应使用胰岛素，使血糖逐渐平稳恢复正常，应避免忽高忽低剧烈波动。

(3)控制体温在正常水平，体温＞38℃应给予物理或药物降温。

(4)有吞咽困难者应在病后2～3天插胃管，以维持营养和避免吸入性肺炎及窒息。

(5)尽量用生理盐水来维持水和电解质平衡。

(6)控制血压的原则：应根据梗死灶的大小、颅内压及既往血压等来决定血压的调控水平。

1)如果卒中合并急性心力衰竭、主动脉夹层、急性心肌梗死、急性肾功能衰竭、溶栓或静脉内使用肝素，在中度血压升高时就立即开始降压治疗，其他情况下应小心使用。溶栓治疗血压应控制在180/105mmHg以下。

2)卒中恢复期，血压均应降低到可以耐受的水平，药物选择利尿剂和(或)ACEI类等。尽管缺乏有力证据，但是由于颈动脉或椎-基底动脉阻塞或狭窄可能导致血流动力学卒中危险的患者，不应将血压降得过低。

(7)降颅压：缺血性脑水肿发生于卒中后24～48小时，是早期及后期临床表现加重的主要原因。最令人担心的情况是大脑中动脉完全梗死的年轻患者，脑水肿和颅内压升高可在2～4天内导致80%的患者死亡，有颅压增高症状者采取下述措施：

1)控制液体入量，原则上维持每日300～500mL液体负平衡，保持轻度脱水状态。

2)渗透性脱水，20%甘露醇或10%甘油果糖静脉滴注，剂量参照脑出血。

3)严重高颅压、有发生脑疝可能者应急做减压手术。皮质类固醇对卒中后脑水肿治疗没有作用。短效的巴比妥类药物如硫喷妥钠快速应用能显著降低颅内压，但效果持续时间短，仅在治疗急性危急情况时方使用，如手术前处理。巴比妥类药物治疗需要进行心电图血压监测，因为可引起显著的血压下降。

3.特殊治疗

(1)溶栓治疗：主要目的是溶解血栓，恢复病灶区血液循环。如有效，则改变患者的预后，但并非完全有效，并有一定的危险性，严重者可导致致命性出血性梗死。因此，应严格掌握治疗指征，在治疗过程中严密观察病情变化。

1)尿激酶：100 万单位加入生理盐水中，静脉滴注，1 小时输完；也可用 50 万单位溶于生理盐水，通过介入方法直接将药物注入发生血栓的脑动脉。

2)重组组织型纤溶酶原激活剂(rt-PA)：0.9mg/kg，最大剂量为 90mg，10％于静脉推注，余 90％于 1 小时内静脉滴注，或通过介入方法直接将药物注入发生血栓的脑动脉。

(2)抗凝治疗

1)不提倡对急性缺血性卒中患者常规应用任何类型的抗凝剂。

2)可给予长期卧床、血压稳定、CT 除外大面积脑梗死的患者，无禁忌证的缺血性卒中患者肝素或低分子肝素，以预防深静脉血栓或肺栓塞。

3)对于进展性卒中，尤其对于正在进展的椎-基底动脉血栓形成，可考虑抗凝治疗。但患者须在 70 岁以下，无出血倾向，凝血功能正常，CT 检查提示没有颅内出血。

(3)降纤治疗：主要通过降低血液纤维蛋白原，抑制血栓继续形成；其适应证较宽，安全性较好。只要没有颅内出血、大片新发脑梗死灶及全身出血倾向者均可应用。首次应用降纤酶 10U 静脉滴注；之后，隔天用 5～10U，共用 3 次。

(4)抗血小板聚集治疗：应在发病 48 小时内尽早使用。药物有阿司匹林、氯吡格雷(Clopidogrel)和双嘧达莫。

1)给予阿司匹林 50～325mg。只要有可能可首选阿司匹林 50mg 和双嘧达莫 200mg，每日 2 次，联合应用是单用阿司匹林或双嘧达莫效果的两倍，可减少卒中复发危险。

2)氯吡格雷，剂量 75mg/d。可作为首选，或者不能耐受阿司匹林和双嘧达莫，或者高危患者，也要注意不良反应。

(5)扩血管治疗：主要是通过扩张脑血管，改善局部脑循环。可用罂粟碱、己酮可可碱、环扁桃酯、氢化麦角碱等。有认为扩血管治疗可导致脑内异常盗血和加重脑水肿，但没有更多的临床实验研究证据。

(6)其他治疗

1)各种脑保护剂的应用：脑保护剂包括钙拮抗剂、自由基清除剂、兴奋性氨基酸抑制剂、脑代谢改善剂及中药等。尼莫地平、银杏叶提取物、依舒佳林、都可喜、丹参等都可归于脑保护剂这一组药物。

2)通过补充叶酸、维生素 B_6、维生素 B_{12}：可降低血浆中同型半胱氨酸水平。

(7)康复治疗：病情稳定后，进行早期康复功能锻炼，如对语言障碍、肢体瘫痪、延髓性麻痹、大小便障碍进行针对性康复治疗。

八、预后

脑血栓形成的恢复程度取决于病变的部位和大小，局部侧支开放程度，合理性治疗，并发症的防治和早期康复治疗等。脑血栓形成患者的病死率为 30％，致残率为 40％，存活者的复发率为 40％～50％。

第三节 腔隙性脑梗死

一、概念

腔隙性脑梗死(lacunarinfarct)是指大脑、脑干、小脑的缺血性小梗死。

二、病因病理

高血压导致小动脉管腔闭塞及来自心脏、颈动脉系统、椎-基底动脉系统的各类小栓子阻塞小动脉为主要致病机制。腔隙性梗死灶呈不规则圆形、卵圆形,直径为2～20mm,主要分布在放射冠、基底节区、脑干,大脑、小脑皮质也可见。

三、临床表现

(1)多见于40岁以上,多伴有高血压病等脑血管病的危险因素。

(2)多为急性起病,常为轻偏瘫,持续时间常为半小时以上,不伴有头痛、呕吐、意识障碍等全脑症状。症状多于1～2周恢复。

具体临床表现视腔隙性脑梗死累及的部位而定。可表现为:①纯运动性轻偏瘫。②共济失调性轻偏瘫(只要病变累及皮质脑桥束和锥体束)。③构音障碍-手笨拙综合征(病变累及脑桥或内囊膝部)。④纯偏身感觉障碍。⑤偏身感觉运动障碍。⑥腔隙状态:多发性腔隙性脑梗死出现认知功能障碍、假性延髓性麻痹及双侧锥体束征等称腔隙状态。

四、辅助检查

1.CT

可发现直径在2mm以上的腔隙病灶,但漏诊率较高,CT不易发现脑干、小脑病灶。

2.MRI

是最佳检查手段,病灶呈T_1等信号或低信号,T_2高信号,可清晰显示脑干、小脑病灶。

五、诊断及鉴别诊断

1.诊断

主要依据临床表现及头CT及MRI检查,需查找相关病因。

2.鉴别诊断

需注意排外小出血、脱髓鞘病、转移瘤、脑脓肿、囊虫病等。

六、治疗

参照短暂脑缺血发作。

第四节 脑栓塞

一、概念

脑栓塞(cerebral embolism)是指脑动脉被异常的栓子阻塞,使脑组织发生缺血性坏死,出现相应的神经功能障碍。栓子以血栓栓子为最多,此外还有脂肪、空气、癌栓、医源性物体等。

二、病因及发病机制

栓子来源有 3 种。

1.心源性

其占所有脑栓塞的 70%。最常见的是慢性房颤，左心房内的附壁血栓脱落，其次风湿性心瓣膜病在瓣膜产生的栓子脱落，造成此类栓子的心脏病还有心肌梗死、心力衰竭、业急性细菌性心内膜炎、非细菌性血栓性心内膜炎、心脏黏液瘤、心脏手术后、二尖瓣脱垂及心内膜纤维性变性、粥样硬化斑块脱落等。心脏的左右侧之间出现异常的交通时(特别是卵圆孔未闭时)可出现反常栓塞，静脉系统的栓子可通过肺循环到达脑血管。

2.非心源性

是指心脏以外来源的栓子。主动脉、颈动脉粥样硬化斑块脱落，是除心源性栓子之外的常见栓子来源。此外有骨折引起的脂肪栓子，气胸、介入或注射导致的空气栓子，肺静脉内的栓子，恶性肿瘤侵破血管引起的癌栓子，寄生虫虫卵进入血管形成的栓子，血管内介入发生脱落的医源性栓子等。

3.不明原因

少数患者在各种临床检查或尸解时仍未发现栓子来源。

三、病理

脑栓塞主要发生在颈动脉系统，少数发生在椎-基底动脉系统。大脑中动脉特别是其上部分支最易受累。脑栓塞发生时首先出现该动脉供血区脑组织梗死，当栓子出现萎缩并被血流冲击随血流移向远端，使得原先栓塞处血管壁破坏而导致血液外渗，发生出血性梗死，导致脑损伤面积加大，水肿加重。由于栓塞性梗死发生的很快，来不及建立侧支循环，较大面积的梗死灶，尤其并发出血时，可出现高颅压，严重者发生脑疝危及生命。一些非血栓性栓子在发生栓塞后，还出现相应的生物学病理变化。如细菌栓子除了造成脑梗死外，还引起局灶性脑炎或脓肿。除了出现脑栓塞外，身体其他部位，如肺、肾、脾、肢体、肠系膜、皮肤、眼底等也出现栓塞改变。

四、临床表现

在所有的脑卒中，脑栓塞起病最快。多数在动态下突然发病，在数秒或数十秒内症状达高峰，任何年龄均可发病，平均发病年龄较轻。少部分患者在几天内呈阶梯式进展恶化，可因为反复栓塞或出血性梗死所致。脑栓塞的表现取决于被栓塞的动脉。也可因多条脑动脉栓塞而表现复杂。多数的脑栓塞发生在颈内动脉系统，表现为头痛、抽搐、失语、面舌瘫、肢体瘫痪、感觉障碍等。少数发生在椎-基底动脉系统，可表现为意识障碍、复视、口舌麻木、面瘫、眩晕、共济失调、交叉性瘫痪等。较大动脉栓塞致大块梗死或多发栓塞者，在发病后 3～5 天病情加重，甚至因高颅压引起脑疝致死。

五、辅助检查

基本同脑血栓形成，需特别行相关病因检查。

六、诊断

突然发病并迅速达高峰，有明确的神经系统定位症状和体征，如有栓子来源者可考虑本病的诊断。脑CT和MRI能明确脑栓塞的数量、部位、大小及是否伴有出血。

七、鉴别诊断

脑栓塞主要与脑出血、脑血栓形成相鉴别,依靠病史、症状和体征、CT、MRI进行鉴别。

八、治疗

治疗原则与脑血栓形成相同。但有以下几点应注意。

(1)栓塞型脑卒中如果再发,其神经学预后常变得很差,因此应积极加以预防。

(2)脑栓塞的栓子来源,主要为心脏疾病所形成的心脏内血块,使用抗凝药物来预防再发已被广泛接受。但是,因为脑栓塞本来就较容易发生出血性脑梗死,抗凝血药物的使用必须很小心。

患者发生出血性脑梗死概率的高低,可由以下几点来判断:①脑梗死的大小。此应由临床表现及头部CT二者来判断,不可光靠CT的发现。脑梗死越大,出血性梗死的概率就越高,这是一个很重要的决定性因素。②有否高血压症。血压的高低也是影响出血性梗死概率的重要因素。血压越高,出血性梗死的概率就越高。脑栓塞的发病与血压高低并无相关,不需特意维持偏高的血压。③年龄及一般身体状况。年龄太大或身体状况不佳者较容易发生出血性梗死。④有否任何出血性倾向,如自发性皮肤淤血、血小板偏低、肝肾功能不好、嗜酒史或过去曾有出血性疾病等。参酌以上因素,如果出血性梗死的概率很低,就可以给传统性肝素或华法林,如仍担心,可暂给阿司匹林来代替,但此种用法仍有争议,比较常用在同时有动脉硬化狭窄的患者。如预估出血性梗死几率很高,应暂时不给任何抗凝血或抗血小板药物,等2周后追踪头部CT检查再决定。对大面积梗死的患者,特别是伴有高血压者,有抗凝治疗相关出血致死的危险,这些患者的急性期治疗应避免使用抗凝剂。⑤由亚急性细菌性心内膜炎引起的栓塞者,应加强抗生素治疗,依细菌培养及药敏结果使用抗生素最佳,因有颅内出血的危险,一般不对这些患者进行抗凝治疗。

(3)由心源性栓塞所致者,常伴有心功能不全,在用脱水剂时应酌情减量。此外,水分不足、血液浓缩可能是心脏内血块形成的促进因素之一。因此在治疗心脏本身的问题时应避免使用过多、太强的利尿剂。

(4)心源性脑栓塞者,长期应用抗凝剂华法林可预防心房颤动、心肌梗死和人工瓣膜的患者发生栓塞。可定期进行心脏超声检查,监测瓣膜、心房或心室壁的血栓块情况,以调整抗凝药剂量。

(5)特殊栓子所致的脑栓塞,有相应的治疗。如空气栓塞者,可应用高压氧治疗。脂肪栓塞者,加用5%碳酸氢钠250mL,静脉滴注,每日2次;也可用小剂量肝素10～50mg,每6小时1次;10%乙醇溶液500mL,静脉滴注,以达到溶解脂肪作用。

第五节 脑出血

一、概念

脑出血(cerebral hemorrhage,CH)有外伤性和非外伤性两种,后者指颅内或全身疾病引起的脑实质内出血。本节所述的为非外伤性脑出血,其占全部脑血管病的20%~30%,且死亡率高,是危害中老年人的常见疾病。

二、病因和发病机制

多数是由高血压导致动脉硬化引起的,因此,也称为高血压性脑出血,少数由其他原因所致,如先天性脑血管异常、血液病、结缔组织病、脑淀粉样血管病、脑动脉炎、脑梗死、脑恶性肿瘤、抗凝、溶栓治疗后等。

患者的凝血功能如正常,在脑出血发生后,在短时间内破裂的动脉很快发生血液自凝而使出血终止,血肿不再扩大。较少数者为多发性脑出血,其主要见于血液病、抗凝或溶栓治疗后、炎症性脑血管病等。出血的部位、速度与量决定临床表现。小量出血者,可不产生任何症状和体征,渐被吸收后由增生的胶质细胞所填充,形成胶质瘢痕。血量大时,可向周围脑组织扩散,或破入脑室及脑表面,脑出血破入脑室,尤其是四脑室时,可产生脑室铸型,导致急性阻塞性脑积水,颅内压急剧升高。较大血肿腔的周围为坏死水肿带,水肿在3~5天达最高峰,严重者形成脑疝,导致死亡。在脑出血3~4周后,大的血肿液化并被吸收,周围水肿逐渐消失。原发脑干出血或脑疝形成是致死的主要原因。

三、临床表现

高血压性脑出血好发于中老年人,大多在动态下发病,如紧张、激动、疲劳、过度用力等。气候变化剧烈时,发病增多。一般无先兆,发病突然,症状和体征多在数分钟至数小时内达到高峰,在3~7天时加重。临床表现取决于出血的量和部位、小量脑出血临床表现较轻,甚至可没有明显表现而由脑CT扫描发现确诊。大量出血者多表现为血压升高、头痛、恶心、呕吐、意识不清、大小便失禁、言语障碍、偏瘫。下述不同部位出血的临床表现特点。

1.基底节区出血

为高血压性脑出血最好发部位,约占全部脑出血的70%(壳核60%,丘脑10%)。由于出血常累及内囊,而出现一些共同的表现,故又称内囊区出血。

(1)壳核出血:系豆纹动脉破裂所致,表现为突发的病灶对侧偏瘫、偏身感觉障碍和同向性偏盲,双眼球偏离病侧肢体,主侧病变还可伴有失语等。出血量大可有意识障碍。

(2)丘脑出血:临床表现取决于出血量的多少,一般为突发的病灶对侧偏瘫、偏身感觉障碍甚至偏盲,丘脑出血可以扩展到下丘脑和上部中脑,引起一系列眼球运动障碍和瞳孔异常,通常感觉障碍严重,特别是深感觉障碍更为突出。该部位出血还有以下特殊表现:①丘脑性感觉异常:对侧感觉过敏或自发性疼痛;②丘脑性失语:言语缓慢而不清、重复言语、发音困难、复述差,但朗读和认读正常;③丘脑性痴呆:记忆力下降、计算力障碍、情感障碍、人格障碍等。若出血量少者,仅表现为对侧肢体感觉障碍,或甚至无明显的表现。

2.脑叶出血

系大脑皮质支血管破裂所致,也称皮质下出血。约占脑出血的10%。脑叶出血的原因除高血压外,其他原因还有脑血管淀粉样变性、脑血管畸形、脑肿瘤、血液病、抗凝或溶栓治疗后等。出血以枕叶、颞叶最多见,其次为顶叶、额叶;多数为单发,少数为多发。多数的脑叶出血均有头痛、呕吐,癫痫发作也较常见,其他的表现取决于出血的部位,如额叶出血表现为精神障碍、运动性失语、失用、对侧肢体瘫痪等;顶叶出血者表现为体象障碍,对侧肢体轻偏瘫和明显的感觉障碍,颞叶出血者表现为感觉性失语,部分性偏盲和精神症状。枕叶出血只表现为对侧偏盲并有黄斑回避现象。一般来讲,脑叶出血病情较轻,但出血量较大者,病情重并可导致死亡。

3.脑桥出血

原发性脑干出血占脑出血的10%。在脑干出血中,绝大多数为脑桥出血,少部分为中脑出血,而延髓出血极为少见。脑桥出血量大于5mL者,通常患者很快进入昏迷,双侧针尖样瞳孔、四肢瘫,可伴有胃出血、高热、呼吸困难、去大脑强直等,多在发病24～48小时内死亡。小量脑桥出血可无意识障碍,表现为突然头痛、呕吐、复视、眼震、凝视麻痹、交叉性感觉障碍、交叉性瘫痪、偏瘫等,其预后良好,有的仅遗留轻偏瘫或共济失调。

4.小脑出血

占脑出血的10%。由于出血量及部位不同,其临床表现分为三种类型:①暴发型。约占小脑出血的20%。为一侧小脑半球或蚓部较大量出血,一般出血量在15mL以上,血肿迅速压向脑干腹侧,引起高颅压,导致枕骨大孔疝而死亡。患者表现为突然头痛、眩晕、呕吐,迅速出现昏迷,常在发病后1～2天内死亡。②一般型。约占小脑出血的70%。出血量为5～15mL,病情发展相对缓慢,不少患者可存活。头痛、眩晕、反复呕吐是一个突出特征。可有明显的小脑及脑干受损表现,如瞳孔缩小、眼震、眼球活动障碍、角膜反射消失、外展神经麻痹、周围性面瘫、交叉性肢体瘫痪和感觉障碍、同侧肢体共济失调、构音障碍等。病情加重者可出现昏迷及脑疝而致死。③良性型。占小脑出血的10%。出血量在5mL以内。患者均能存活,多仅表现为眩晕、眼震、复视、周围性面瘫。

5.脑室出血

占脑出血的3%～5%。由脑室内脉络丛动脉或室管膜下动脉破裂出血,血液直接流入脑室所致,称原发性脑室出血,其临床表现取决于出血的量。大量出血者的表现为突然剧烈全头疼痛、呕吐和脑膜刺激征,很快进入昏迷、去大脑强直、瞳孔缩小及高热,迅速死亡。小量出血者仅出现一般性头痛、头晕、恶心、呕吐、脑膜刺激征,可完全恢复。继发性脑室出血为脑出血并发症,即脑实质出血破入脑室。

四、辅助检查

1.CT

CT可及时、准确地显示出直径1.0cm及更大的出血灶:出血的部位、量、占位效应、脑积水、是否破入脑室和周围脑组织受损情况。出血灶为均匀一致的高密度影,高密度出血灶周围为水肿的低密度影,边界不清楚。当血肿液化成为囊腔时,出血灶由高密度影变为低密度影。

2.MRI 与 MRA

MRI 主要用于发现 CT 扫描发现不了的小量出血及 4～5 周后 CT 不能显示的脑出血。脑出血的 MRI 表现复杂，不同的时间，其信号不同，分为 4 期：①超急性期(＜24 小时)。血肿及其周围水肿区均为长 T1、长 T2 信号。②急性期(24～48 小时)。血肿为等 T1、短 T2 信号，血肿周围为长 T1、长 T2。③亚急性期(3 天至 2 周)。血肿为短 T1、长 T2 信号，其周围为长 T1、长 T2 信号。④慢性期(＞3 周)。血肿为短 T1、长 T2 信号，周围均为低信号。MRI 可清楚地观察到血肿及其与周围脑组织的关系，有时可以发现其他病因，如血管畸形、动脉瘤、肿瘤等。MRA 检查可显示脑血管畸形或动脉瘤。

3.DSA

怀疑有血管异常时，应行 DSA 检查。其可发现脑血管畸形、脑底异常血管网病和动脉瘤。

4.腰椎穿刺检查

CT 扫描确诊后，一般不做腰穿检查，但如患者不能做 CT 扫描或怀疑颅内炎性疾病所致的脑出血，应做该项检查。

五、诊断

在动态下突然出现明显头痛、呕吐、意识障碍、失语、瘫痪、血压高的中老年人应考虑脑出血可能。脑 CT 检查可以确诊，并能与其他疾病鉴别。对于 45 岁以下无高血压病史者，应进行进一步检查，寻找脑出血的其他原因。

六、鉴别诊断

需要与脑出血鉴别的疾病有：

1.脑梗死

小量脑出血的临床表现与脑梗死非常相似，或大面积脑梗死引起的严重表现也酷似脑出血，行 CT 扫描可以鉴别。

2.蛛网膜下腔出血

本病可表现为突然剧烈头痛、呕吐、意识障碍、脑膜刺激征及血性脑脊液，一般没有局限性神经功能障碍。但如合并动脉痉挛导致局限性神经功能障碍者，则不易与脑出血鉴别，可借助 CT 扫描鉴别之。

3.高血压性脑病

本病表现为血压突然急剧升高并伴有明显的头痛、呕吐、眩晕、视盘水肿，甚至有意识障碍等，但没有明确的局限性神经功能障碍。降血压治疗效果和 CT 扫描结果可明确鉴别之。

4.瘤卒中

本病即脑肿瘤发生的出血，CT 或 MRI 增强扫描可明确鉴别。

5.中毒与代谢性疾病突发的大量脑出血

患者在发病后迅速进入深昏迷状态，而没有明显的局限性神经功能障碍的表现，此时应注意与药物、一氧化氮、有机磷、酒精等中毒，低血糖昏迷，中暑，肝昏迷，尿毒症等鉴别。其主要是通过询问病史及相关血生化检查及头 CT 加以区别。

七、治疗

治疗原则为积极降低颅内压，防治并发症，早期功能锻炼。

1.积极降低颅内压

这是挽救生命的关键。

(1)甘露醇：是降低颅内压最有效的药物，一般而言，甘露醇的好处是效果较快，不会引起血糖上升，坏处则为对老年人的肾功能影响较大，对电解质平衡的影响较为常见以及停用太快可能会有脑水肿反弹上升。用法：20%甘露醇，每次125～250mL，静脉快速滴注，30分钟内滴完，需要使用多少剂量、使用几天，应以脑部CT上血块的大小及出血的部位来决定，最简单的方法为：血肿最大直径约2cm、3cm或4cm者，以每天注射2、3次或4次开始，可连续用5～15天。血肿最大直径若大于4cm，则要增至每天6次，较重要部位的出血，如脑干、小脑等，也应增加剂量。使用之后须小心追踪患者的临床表现，依病情的变化调整剂量，且需同时注意水电解质平衡和心肾功能。

(2)呋塞米(速尿)：如心肾功能不好或甘露醇应用后仍不足以降低颅内压者，则应用或加用速尿。用法：每次速尿40～100mg，肌内注射或静脉滴注，每4～8小时1次。

(3)甘油盐水：作用较上述两种药物弱，如脑水肿不严重者或需长期应用者，可用甘油盐水。老年人宜使用，但须注意血糖上升的问题。本来血糖就很高的患者或脑压很高，情况紧急时，则宜使用甘露醇。用法：10%甘油，每次250～500mL，静脉滴注，每日1～2次。

(4)清蛋白：是较强的脱水剂。用法：清蛋白10g，静脉滴注，每日1～2次。

(5)采用控制过度通气使$PaCO_2$保持在25～30mmHg。

(6)手术治疗：如上述治疗仍无法控制，且可能出现脑疝时，应及时进行手术治疗，以挽救生命。手术治疗方法可采用颅骨钻孔吸血块术、颅骨钻孔脑室穿刺引流术或开颅清除血肿并颞下减压术。外科治疗在脑出血的适用情况主要有4点：①血肿很大，估计脑压会很高时。②血块靠近脑干时(如小脑出血等)。③持续出血或再出血时。④血液破入脑室引起急性脑积水症时。

2.血压管理

脑出血后血压升高是对颅内压增高情况下为保持脑血流量的血管自动调节反应，当颅内压下降时血压也会随之下降，但血压过高，也可加重脑水肿和再出血的危险。急性期时，血压可先控制在160/95mmHg左右，等脑压改善后，再把血压逐步降至正常范同内。原则上，任何时刻都应不要让血压高于180/105 mmHg，除非患者有严重的脑高压病症。最近几年来，有一种新观念为：血压较高可改善脑血流及促进受伤神经的恢复，收缩期血压200～220mmHg也可能没关系。这种通常用于年轻人脑外伤的新治疗观念不能也不应该完全拿来应用于年纪较大、高血压性脑出血的患者。因为很可能造成再出血。当血压超过220～180/119～105mmHg时，可口服β受体阻滞剂或血管紧张素转化酶抑制剂；当血压超过230/120mmHg时，可用硝普钠静脉滴注。

3.止血药应用

不主张应用止血药，但因凝血机制障碍引起的脑出血或伴有应激性溃疡引起大量胃出血时，可用止血药。

4.应激性溃疡治疗

一般应用 H_2 受体阻滞药物，如西咪替丁 200～400mg/d，静脉滴注；如效果不好，可用质子泵抑制剂，即奥美拉唑（洛赛克）40mg，静脉注射，每日 1 次。

5.抗感染

病情轻者一般不用抗生素。但如意识障碍和延髓性麻痹者或体温超过 38℃以上者，应使用抗生素防治感染。

6.保持呼吸道通畅

给予吸氧，同时应注意翻身、叩背、雾化吸入，以协助排痰；咳痰困难者应给予人工吸痰；严重者，应尽早插管，甚至气管切开；以防止因痰阻塞造成的窒息和防止吸入性肺部感染。

7.保持水电解质及酸碱平衡

脑出血患者处于高代谢状态，且大量应用脱水剂及进食不够，应及时补充和纠正水电解质和酸碱失调。

8.神经细胞营养剂

病情稳定后，可给予神经细胞营养剂，请参考脑血栓形成治疗。

9.一般情况处理

脑出血急性期应保持安静，绝对卧床，保持大便通畅。不能进食者，应留置胃管，给予鼻饲；对于病情较重不能自我运动者，应每 2 小时翻身及活动四肢关节，注意防治下肢静脉血栓和压疮。平卧有助于脑灌注。如无基底动脉、颈内动脉等大动脉主干闭塞所引起的血流动力学性梗死，患者的头部可抬高约 30°。头部稍微抬高可促进脑静脉血液回流至心脏而减少脑压，头部太高则可能增加脑移位的危险，须小心。

10.早期康复治疗

脑出血病情稳定者，应尽早开展康复治疗，以利于神经功能的恢复。康复治疗先在床上进行，可加用针灸治疗。但须视病情而行，避免过度活动以加重病情或促使再出血。

11.预防性治疗

尽管脑出血的复发率远低于脑梗死，但在本次脑出血治疗后，应长期进行预防性治疗，其包括稳定血压，避免过度疲劳、情绪激动、过度饮食等。非高血压性脑出血者，应积极寻找原因并给予治疗。

八、预后

脑出血死亡率约为 40％，存活者中，70％遗留不同程度的神经功能障碍。

第六节　蛛网膜下隙出血

一、概念

血液破入蛛网膜下隙称为蛛网膜下隙出血（subarachnoid hemorthage，SAH），其分为外伤性和非外伤性。非外伤性 SAH 又分继发性和原发性。继发性 SAH 是由脑实质、脑室、硬膜外或硬膜下的血管破裂，血液穿破脑组织，流入蛛网膜下隙所致。原发性蛛网膜下隙出血则是由于脑、脊髓表面的血管破裂，血液直接进入蛛网膜下隙。

二、病因病理

1.病因

在SAH的各种原因中，先天性囊状动脉瘤(aneursm)占50%以上；动静脉畸形(arteriovenous malformation，AVM)占15%；脑底异常血管网病(moyamoya病)占10%；其他原因如高血压梭形动脉瘤、血液病、肿瘤、炎性血管病、感染性疾病、抗凝治疗后并发症、颅内静脉系统血栓、脑梗死等占15%；原因不明者占10%。

先天性囊状动脉瘤90%以上位于脑底Willis环的前部，特别是在颈内动脉与后交通动脉连接处(约40%)、前交通动脉(约30%)、大脑中动脉在外侧裂处的第一个分支处(约20%)。其他的部位包括基底动脉尖端或椎动脉与小脑后下动脉的连接处、海绵窦内的颈内动脉、眼动脉起始处、后交通动脉与大脑后动脉连接处、基底动脉的分叉处和三支小脑动脉的起始处。海绵窦内的动脉瘤破裂可引起动静脉瘘。近20%的患者有2个或2个以上的动脉瘤，多数位于对侧的相同血管，称为"镜像"动脉瘤。典型动脉瘤的管壁仅由内膜和外膜组成，可像纸一样薄。先天性囊状动脉瘤的患病率随年龄增大而增高，特别是有动脉粥样硬化、动脉瘤家族史及患有常染色体显性遗传的多囊肾者中更为明显。动脉瘤出血的主要危险因素包括：既往有动脉瘤破裂者、动脉瘤体积较大者和吸烟者。动脉瘤破裂的危险因素还包括高血压、饮酒、女性、后循环动脉瘤、多发性动脉瘤和服用可卡因者。少数的动脉瘤是由于高血压动脉硬化，经过血流冲击逐渐扩张形成梭形的动脉瘤。动静脉畸形是胚胎期发育障碍形成的畸形血管团，多位于大脑中动脉和大脑前动脉供血区的脑表面。炎性病变、颅内动脉夹层、脑组织梗死和肿瘤也可直接破坏脑动脉壁，导致管壁破裂。凝血功能低下时，脑动脉也易破裂。

2.病理

SAH后，可引起一系列颅内、外的病理过程。

(1)颅内容量增加：血液流入蛛网膜下隙，使颅内体积增加，引起颅内压增高，严重者出现脑疝。

(2)化学性炎性反应：血细胞崩解后释放的各种炎性或活性物质，导致化学性炎症，进一步加重高颅压，同时也诱发血管痉挛导致脑缺血或梗死。

(3)下丘脑紊乱：由于急性高颅压或血液及其产物直接对下丘脑或脑干的刺激，引起神经内分泌紊乱，出现血糖升高、血钠降低、发热、急性心肌缺血和心律失常等。

(4)脑积水：如血液在颅底或脑室发生凝固，造成脑脊液回流受阻，可导致急性阻塞性脑积水，颅内压增高，甚至脑疝形成。血红蛋白和含铁血红素沉积于蛛网膜颗粒，导致脑脊液回流的缓慢受阻而可逐渐出现交通性脑积水。

三、临床表现

(1)囊状动脉瘤未破裂前通常无症状，但动脉瘤较大可引起头痛或局灶体征：部分性眼球运动麻痹伴瞳孔扩大常为后交通动脉与颈内动脉连接处动脉瘤，在海绵窦也可压迫第Ⅲ、Ⅳ、Ⅵ对脑神经或第Ⅴ对脑神经的眼支。

(2) SAH的典型表现为突然出现的剧烈头痛、呕吐、意识障碍、脑膜刺激征及血性脑脊液或脑 CT 扫描显示蛛网膜下隙为高密度影。但是，由于发病年龄、病变部位、破裂血管的大小、发病次数等不同情况下，临床表现差别较大；轻者可无明显症状和体征，重者突然昏迷并在短期内死亡，20%可有癫痫发作。老年、出血量少、疼痛耐受性强或重症昏迷者可以没有明显的脑膜刺激征。有时背后较低位置的疼痛比头痛更为突出。大约 25%的患者可出现视网膜前或玻璃体积血，这是有临床价值的特征性体征。发病年龄以中青年为最多，但是儿童和老年也可发病。大部分在发病前有明显的诱因，如剧烈运动、过度疲劳、用力排便或咳嗽、饮酒、情绪激动等动态下发病，也有少数患者在安静下发病，包括睡眠中。1/3 以上患者，在病前数日有头痛、颈部强直、恶心、呕吐、晕厥或视力障碍，常是由于动脉瘤的少量渗血所致。蛛网膜下隙出血在发病初期的误诊可达 25%，可导致治疗的延误、病死率的升高。

(3) SAH 患者到达医院时神经系统的状况是决定预后的最重要因素。只有少数患者有局灶性神经系统体征，可为局部血肿、继发性脑梗死所致。

(4)并发症

1)脑积水：急性脑积水发生于 15%～20%的 SAH 患者。轻症者可出现昏睡、精神运动迟缓，也可出现眼球向上凝视受限、第Ⅵ对脑神经麻痹及下肢腱反射亢进。重者可导致颅内压增高、脑疝形成。病情稳定后数周或数年，可出现交通性脑积水，表现为进行性精神智力障碍、下肢活动障碍及大小便障碍三联征。

2)血管痉挛：其发生率为 30%～60%，可导致脑缺血，甚至脑梗死，表现为意识水平改变、言语障碍、瘫痪等。严重者可导致死亡或遗留严重的神经功能障碍。血管痉挛一般出现于发病后 2～4 天，5～7 天达高峰，2～4 周后逐渐缓解。

3)水和电解质紊乱：SAH 后 15%～30%的患者可出现低钠血症和血管内血容量减少，可加重脑水肿，主要由抗利尿激素分泌不当所致。

4)神经源性心肺功能紊乱：严重的 SAH 伴有儿茶酚胺水平和交感张力的波动，继而引起神经源性心功能不全、神经源性肺水肿或两者同时发生。

5)再出血：动脉瘤首次破裂后 24 小时内再出血发生率最高，为 4%，可持续 4 周，6 个月后再出血的危险率每年为 2%～4%。再出血患者的预后很差，约 50%即刻死亡，30%死于并发症。

四、辅助检查

1.CT

是诊断 SAH 最首要的检查方法。CT 最常见的表现是蛛网膜下隙高密度影，多位于鞍上池、环池、四叠体池、大脑外侧裂、前纵裂、后纵裂。也可扩大至脑实质、脑室内和大脑凸面上。血液积聚的位置是提供破裂动脉瘤的重要线索。CT 还可显示大的动脉瘤、继发性脑梗死及动静脉畸形或其他病灶。CT 在 24 小时内诊断敏感性可达 90%～95%，3 天时为 80%，1 周时为 50%，CT 正常但临床疑有 SAH，须行腰穿检查。如 CT 明确诊断 SAH，则无必要行腰穿。

2.腰椎穿刺

腰穿检查提示颅内压增高；脑脊液外观呈均匀一致的血性；红细胞总数为数千、数万，甚至上百万，白细胞与红细胞比例接近周围血，为 1∶700，并可见皱缩的红细胞及离心后的上清液呈黄变，可排除穿刺损伤性出血，发病 12 小时后，脑脊液开始出现黄变，蛋白质随细胞总数有不同程度的升高，糖和氯化物正常，细胞数因破坏而明显下降；1 周后，观察不到细胞，脑脊液呈黄变状态；3～4 周后，脑脊液基本恢复至正常状态。

3.DSA

一旦确诊为 SAH，在病情允许下，应尽早进行 DSA 检查，以发现动脉瘤或血管畸形，阳性率可达 85%，DSA 阴性者可在适当时机再重复检查，发现动脉瘤的机会可达 5%。

4.MRI 和 MRA

主要用于恢复后不能进行 DSA 或脑动脉瘤和脑血管畸形的筛选性检查，但阳性率及可靠性不如 DSA。

五、诊断

不论任何年龄，突然出现剧烈头痛、呕吐和脑膜刺激征者，应考虑为 SAH；如行脑 CT 或腰穿发现脑脊液或蛛网膜下隙有血者，即可确诊。但在临床表现不典型时，容易漏诊或误诊。确定为 SAH 之后，再进一步寻找原因。

六、鉴别诊断

1.脑出血

当 SAH 出现局限性神经体征时，应与脑出血鉴别，CT 扫描可鉴别。

2.颅内感染

各种类型的脑膜炎和脑膜脑炎患者可有明显的头痛、呕吐及脑膜刺激征，尤其有些还可出现血性脑脊液。但颅内感染的起病不如 SAH 快，伴有发热、全身感染的征象，周围血白细胞增高，脑脊液呈明显的炎性改变，脑 CT 没有 SAH 改变。

3.血管性头痛

在未行腰穿或 CT 检查之前，有时因剧烈头痛和呕吐来诊的偏头痛或丛集性头痛患者与 SAH 患者的表现相似，应注意鉴别。血管性头痛可有反复剧烈头痛史，但无脑膜刺激征，腰穿和脑 CT 扫描检查没有异常发现。

七、治疗

积极控制出血和降低颅内压，防治动脉痉挛和再出血及其他并发症；尽早进行脑血管造影检查，如发现动脉瘤或血管畸形，则应积极治疗。

1.一般处理

绝对卧床 2～4 周。避免各种形式的用力，保持大便通畅。烦躁不安者适当应用镇静药。稳定血压，由于 SAH 很容易再出血，且患者本来没有高血压症，因此急性期时血压可以降得比高血压脑出血患者低。一般而言，收缩期血压可降至 120mmHg 左右，但必须以患者的意识状态来判断是否降得太低。控制癫性发作，静脉补液使用等渗晶体液。

2.降低颅内压的治疗

药物治疗：SAH 与 ICH 有一个很大的不同。SAH 血管破裂出血处并没有脑组织包围压着，因此比较容易再出血。稍高的脑压因而可能减少 SAH 的再出血概率。如果用高渗透压性药剂把颅内压力降低太多，有可能较容易再出血。因此，对 SAH 患者，不应例行使用甘露醇或甘油盐水。如出血量大，脑压高明显，需应用甘露醇、呋塞米、清蛋白等药物进行脱水，具体治疗参考脑出血。如药物脱水治疗效果不佳并有脑疝发生的可能，应行颞下减压和引流术，以挽救患者的生命。

3.止血及防治再出血

再出血有争议，一般认为，抗纤溶药物可使血管破裂处的血块较牢固，减少再出血的几率，能减少50%以上再出血，但由于它也会促使脑血栓形成，延缓血块的吸收，诱发血管痉挛和脑积水的概率(因抑制脑膜上炎性纤维的溶解、吸收)，抵消其治疗作用。整体来讲，它的使用利弊及效益仍存有争议。对早期手术夹动脉瘤者，术后可不必应用止血剂；对延期手术者或不能手术者，应用止血剂，以防止再出血。应选用1～2种止血药。常用的药物有①止血芳酸：每次100～200mg，静脉点滴，每日2～3次。②止血环酸：每次250～500mg，静脉滴注，也可肌内注射，每日1～2次。③6-氨基己酸：每次6～10g，静脉点滴，每日1～2次。④立止血：具有凝血酶及类凝血酶样作用。每次2kU，静脉注射，次数视情况而定。

4.防治脑血管痉挛

应避免过度脱水或血压太低，增加血容量、适当的高血压和血液稀释疗法可防治脑血管痉挛，升高血压应在动脉瘤夹闭后，以免诱发再出血。主要应用选择性作用于脑血管平滑肌的钙拮抗剂，且静脉应用效果较好，如尼莫地平，每小时0.5～1mg，静脉缓慢滴注，2～3小时内如血压未降低，可增至每小时1～2mg，24小时维持，静脉用药7～14天，病情平稳，改口服用药预防和治疗脑血管痉挛。但须注意不可使血压太低。

5.预防脑积水

脑积水如果发生，不论急性或迟缓型，均应考虑开刀引流。

6.病因治疗

DSA发现有动脉瘤或动静脉畸形，应及时行血管介入性治疗或手术治疗，以免再出血。其他的病因，则进行相应的治疗。

第七节　脑细胞病变

一、癫痫

癫痫(epilepsy)是某些致病因素促使大脑神经元群高度同步化放电、异常电流传播受限所引起的脑神经功能紊乱综合征。发作具有突然性、暂时性和反复性三大特点。根据病因、类型不同及发作时表现差异分为原发性和继发性两大类。原发性癫痫(特发性癫痫)患者脑部没有可解释症状的结构改变和代谢异常，主要与遗传因素有关。可有运动、感觉、行为、自主神经等异常表现。继发性癫痫也称症状性癫痫，多为脑部损伤、脑畸形、脑积水、染色体异常、感染、中毒、脑血管病变、结节性硬化和代谢障碍所致。

(一)诊断提示

1.癫痫大发作(全面性发作)

(1)部分患者发作前有先兆症状，如肢体麻木、上腹部不适、眩晕、幻觉等，每次发作先兆常不同。

(2)典型者突然起病，常尖叫一声，意识随即丧失，全身肌肉抽搐，口吐白沫，牙关紧闭，头后仰，两眼上翻，口唇发绀，大小便失禁，瞳孔散大，对光反应消失，重者可呼吸暂停。

(3)常因下颌抽动而咬破舌头，吐血性泡沫，历时 30 秒至 2 分钟。

(4)发作停止后，可意识清楚或呈昏睡状态，历时几分钟或数小时。遗留有头痛、全身肌肉酸痛及疲乏无力，对发作无记忆。

(5)脑电图：高波幅棘波，棘一慢综合波。颅底 X 线片、脑干诱发电位、CT、脑脊液检查、脑血管造影、血糖检测等检查对继发性癫痫病因诊断有帮助。

(6)部分患者可有脑部疾患或癫痫病家族史。

(7)长期反复发作，可能产生智能衰退甚至痴呆。

2.癫痫小发作(部分性发作)

分为单纯部分性发作和复杂部分性发作。

(1)患者突然意识丧失，双目无神，面色苍白，原动作停止而继以新支作如搓手、点头等，可持续 6～20 秒。

(2)发作停止后继续原动作。

(3)脑电图：双侧同步弥漫性每秒 3 次棘-慢综合波。

(4)肌阵挛性发作以颈、上肢为主，有节律性抽动，反复发作，无意识障碍。

3.精神运动性发作(不能分类的癫痫样发作)

(1)发作时精神异常，可有思维、情感、记忆及行为障碍，症状丰富多变。

(2)自动症：无意识的动作，如咀嚼、吞咽或喃喃自语，可神志模糊。

(3)梦境状态：联想障碍及各种妄想，视幻觉和视物变形，持续数分钟。

(4)精神障碍：突然情绪不稳、恐惧、躁狂、欣快或抑郁等。

(5)脑电图有发作性高电位慢波。

4.局限性癫痫

(1)局限性运动发作，表现为身体的部分抽动，无意识障碍，反复发作可扩散到半身或全身，严重者发作后可有暂时瘫痪。

(2)局限性感觉性发作在一侧口角、手指或足趾，开始感觉异常，但无肢体抽搐，持续数分钟缓解。部分患者可发展为大发作。数据表现分为嗅觉性发作、听觉性发作、眩晕性发作等。

其他类型如头痛型、腹型及反射型癫痫，脑电图、感觉诱发电位、CT、MRI、颅骨平片等检查有助于诊断和鉴别诊断。

癫痫持续状态，是指在短时间内癫痫大发作持续发生，强直—阵挛性发作在 30 分钟以上，间歇期意识仍不清楚，可持续几小时或数天，病情危重，病死率高，多因改换或停用抗癫痫药不当、感染、精神刺激、过度疲劳、肿瘤、孕产、大量饮酒等所引起，需立即处理。

(二)治疗措施

1.发作时的治疗

(1)一般处置

①取侧卧位或平卧位，头偏向一侧，防止外伤及坠床。②及时清除口腔分泌物，保持呼吸道通畅，必要时(持续状态)气管切开。③上下齿之间放置牙垫，避免舌与口唇咬伤。④持续或间断性吸氧。

(2)选用控制癫痫发作药物

①地西泮10～20mg静注，最大剂量60～80mg/次，亦可50～100mL生理盐水500～1000mL中静脉滴注，根据病情调整滴速。②氯硝西泮4mg静脉注射。③苯巴比妥钠首量200mg静脉注射，以后每15～20分钟用25～50mg，2小时内＜400mg。④苯妥英钠首量150～200mg静脉注射，以后酌情静脉滴注维持。⑤阿米妥钠0.25～0.5g加入5％葡萄糖溶液10～20mL中静脉缓注。⑥利多卡因首量2～3mg/kg静脉注射或静脉滴注。

(3)治疗高热、低氧、感染、颅内压增高等并发症。参阅相关内容。

(4)保护脑细胞功能，选用能量合剂、B族维生素、氨酪酸等。

2.间歇期治疗

用药从小剂量开始，逐渐调整剂量；开始以一种药为主，必要时可几种药联合应用，根据发作次数，决定给药方法和次数；更换新药采用逐减的方法，即先服新药，再逐渐减少至停止原药物，并需严密观察；定期复查血常规及肝肾功能；癫痫发作控制后仍要继续服药1～2年，停药时要逐渐减量。可选帚下列药物。

(1)选用或联合应用苯妥英钠0.1～0.15g，2/d；儿童剂量5～7mg/(kg·d)；苯巴比妥0.03g，1～3/d；扑米酮0.25～0.5g，卡马西平0.1g，3/d。

(2)丙戊酸钠、地西泮、氯硝西泮、硝西泮、氯氮平、丙米嗪等。

(3)中医中药和针灸治疗。

(4)明确病因、常规治疗无效者可行癫痫病灶局部切除，胼胝体切断等手术。

二、帕金森病

帕金森病(震颤麻痹)是锥体外系最常见的一种慢性进行性变性疾病。多认为与年龄老化、环境因素和家族遗传有关。病理改变以苍白球和黑质神经细胞的变性最为显著，黑质和基底节多巴胺含量减少，乙酰胆碱功能相对增强，常伴新纹状体的损害。发病多起始于40～60岁，70～79岁年龄组达到高峰。主要表现为静止性震颤、全身强硬和动作徐缓三联征。发病率、患病率随年龄增大而增加。

(一)诊断提示

1.运动症状

(1)震颤是首发症状，且最突出。以上肢远端显著，手指出现搓丸样动作，每秒钟4～6次，静止时明显，情绪激动时加重，运动对减弱或消失，睡眠时完全消失。常有头项不自主运动、偏侧震颤、姿势和步态异常的表现。

(2)缓慢起病，进行性、阶梯性加重。

(3)受累肢体动作缓慢，伸肌和屈肌张力增高，被动伸展关节时呈均匀一致的阻抗。

(4)站立时头前倾，躯体前屈，两手置于前胸，腕屈曲，手指内收，拇指对掌；行走时联合动作减少，急速小步，向前冲去，呈“慌张步态”，越走越快。肢体长期强直可引起疼痛、挛缩和畸形。

(5)随意运动始动困难，动作缓慢和运动减少。表情呆板，面具脸，语言慢而单调，写字困难，越写越小，称“写字过小症”。

2.非运动症状

(1)感觉障碍：包括嗅觉障碍(80％～90％)、疼痛(60％～70％)。

(2)睡眠障碍:包括入睡困难、睡眠维持困难、日间过度嗜睡。

(3)神经精神症状:包括抑郁、焦虑、情感淡漠、精神障碍和认知功能障碍。

(4)自主神经功能障碍:包括便秘、多汗、流涎、吞咽困难、排尿异常、性功能障碍等。

3.高龄患者(80岁以上)

出现智能减退,称震颤麻痹性痴呆。

4.脑电图检查

40%病例有异常。

5.鉴别诊断

需与脑血管病、药物中毒、脑炎、脑外伤、癔症性震颤、脑动脉硬化及某些变性疾病(如肝豆状核变性、多系统萎缩)等鉴别。

(二)治疗措施

1.药物治疗

①苯海索(安坦)2mg、东莨菪碱0.2~0.4mg、丙环定(开马君)5~10mg,3/d;②左旋多巴0.25g,3/d,逐渐加量,每2~4日增加0.25~0.5g,每日可用5~6次,一般用量为3~6g/d,维持量为0.5~2.5g;③美多巴1片,3/d,每周增加2片,每日总量不超过8片;④金刚烷胺0.1g,2/d,与左旋多巴台用有协同作用,也可用溴隐亭15mg,1/d,异丙嗪12.5~25mg,3/d。上述药物根据病情选用。

2.手术治疗

脑立体定向手术治疗,破坏苍白球或视丘腹外侧核,或行肾上腺髓质脑内移植术。

3.其他

体针、头针、耳针治疗,10次为1个疗程。

第五章　内分泌系统疾病

第一节　甲状腺功能亢进症

一、定义

甲状腺功能亢进(简称甲亢)系指多种因素导致的体内甲状腺素分泌过多,引起以神经、循环、消化等系统兴奋性增高和代谢亢进为主要表现的一组疾病的总称。

二、临床表现

1.症状和体征

(1)高代谢症状:疲乏无力、不耐热、多汗、皮肤温暖、体重下降、低热等。

(2)甲状腺肿:甲状腺不同程度肿大,可触及震颤,闻及血管杂音(连续性或收缩期吹风样杂音)。

(3)眼部表现:可有眼球突出、上睑挛缩、眼裂增宽、瞬目减少、惊恐眼神、内聚不能,甚至有充血、水肿、眼睛不能闭合、角膜溃疡、失明等。

(4)精神症状:易激动、精神过敏、舌及双手平举时有细震颤、多言多动、失眠、焦虑、甚至躁狂等,也可寡言抑郁等。

(5)心血管系统:心动过速、房性期前收缩或房颤等心律失常,甲亢性心脏病有明显的心律失常、心脏扩大甚至发生心力衰竭。

(6)消化系统:多表现为食欲亢进,也可表现为食欲缺乏、畏食,甚至恶病质,有些患者有恶心、呕吐,腹泻。部分患者肝大、肝功能异常。

(7)生殖系统:可有月经稀少、周期延长、闭经。男性可有阳痿、乳房发育。

(8)其他:皮肤色素加深、脱失、白癜风或毛发脱落,可有对称性黏液性水肿。还可有糖耐量异常。

(9)甲亢危象:主要表现为甲亢症状加剧、高热、心动过速(常在160次/分以上)、恶心、呕吐、腹泻、心力衰竭,严重水、电解质代谢紊乱,谵妄、昏迷,甚至死亡。

(10)甲亢性肌肉病变:急性的严重的肌病可有言语和吞咽困难,发音不准,甚至合并呼吸肌瘫痪。

2.实验室检查

(1)测定 FT_4、TT_4、FT_3 及 TSH。此外,测 TSH 受体抗体(TRAb)以确定病因。怀孕的妇女应测游离甲状腺素指数(FT_4I)或游离甲状腺素(FT_4)和 TSH。

(2)除此之外,当甲状腺激素测定的结果在边缘值时,可做 TRH 试验。若注射 TRH 后,TSH 不上升,支持甲状腺功能亢进症。但脑垂体功能低下或使用肾上腺皮质激素时,会有相似的变化。

(3)吸碘率测定。

(4)甲状腺素抑制试验:主要用于当甲亢症状不典型、甲状腺素水平增高不显著而吸碘率升高不能确定是单纯性甲状腺肿还是甲亢所致。

3.超声波检查

甲状腺肿大,在 Graves 甲亢甲状腺弥漫性肿大,多普勒血流显像示甲状腺内血流呈弥漫性分布,为红蓝相间的簇状或分支状图像,血流量大,速度增快。如为结节性甲状腺肿或高功能腺瘤则有相应的表现。

三、诊断

1.功能诊断

根据典型症状、体征和测定 FT_4、TT_4、FT_3、TT_3 及 TSH 水平可以得到诊断。对一些以心血管疾病、消化系疾病或其他不典型症状为表现时,及时测定上述激素有助于澄清诊断问题。

2.病因诊断

常见的甲亢类型是 Graves 甲亢,其主要特点是有突眼征、甲状腺弥漫性肿大、胫前黏液性水肿、低钾血症和抗甲状腺抗体阳性。甲状腺有结节者要与自主性高功能结节、多结节性甲状腺肿合并甲亢和毒性腺瘤相鉴别。

3.鉴别诊断

要与以下疾病鉴别,包括单纯性甲状腺肿、神经官能症、更年期综合征、抑郁症、糖尿病、心血管疾病、消化系统疾病,单侧突眼要与眶内肿瘤等相鉴别。

四、治疗

禁碘或减少含碘食物摄入、给予足够的热量和营养,包括糖、蛋白质和 B 族维生素,注意休息,部分患者应同时采用心理支持治疗。

1.药物治疗

甲硫咪唑、甲亢平、丙基硫氧嘧啶等。前两者最初剂量每日 30mg 左右,而后者则是 300mg,分 3 次服用。1 个月后减少 1/3 的药量,再 1 个月后,再减少 1/3,即前两者是 10mg,后者为 100mg 左右。主要的不良反应为皮肤瘙痒,由于甲亢平被吸收后转变成甲硫咪唑,所以对这一类药物过敏的患者,可以换成丙基硫氧嘧啶,反之亦然,此外可以添加抗组胺类药物。若不能控制,则需用别的方法治疗。此外可能出现肝功能受损,特别是应用丙基硫氧嘧啶。

可并用其他交感神经阻断剂控制心悸、手抖的症状,例如:普萘洛尔,有哮喘病史的人可使用美托洛尔等选择性 β_1 受体阻滞剂。

由于患者有失眠、焦虑不安的现象,在疾病初期可使用镇静剂。

2.放射性碘治疗

可在甲状腺功能亢进症复发时使用,一般在 5～ 7mCi。原则上,妇女需要在停止治疗后 4～6 个月后妊娠。通常在轻中度甲亢时应用。如果症状较重,可用药物控制症状后,停药 2～4 周后进行。

第二节　甲状腺功能减退症

一、定义

甲状腺功能减退症(简称甲减)是由多种原因引起的甲状腺激素合成、分泌或生物学效应不足所造成的一组内分泌疾病。

二、临床表现

新生儿甲减可在出生后数周至数月发病。青春期因生长发育的需要,可引起代偿性甲状腺肿和轻度的甲减,成年人起病隐匿,有时在病程十余年后才有典型表现。

1.成人型甲减

(1)低代谢症状:怕冷、无汗、体温低、疲乏、行动迟缓、记忆力下降等。

(2)黏液水肿面容面:部表情淡漠、面颊及眼睑水肿;面色苍白,贫血或带黄色;鼻唇增厚,发音不清,言语缓慢、音调低哑;头发干燥、稀疏、脆弱;睫毛和眉毛脱落。

(3)皮肤苍白或呈姜黄色:皮肤粗糙,少光泽,厚而凉,多鳞屑和角化。

(4)精神神经系统症状:如影响宫内发育,可引起呆小症。可有记忆力的下降,反应迟钝,嗜睡、痴呆,甚至昏迷。

(5)肌肉关节:肌肉软弱无力,可出现重症肌无力,深腱反射迟缓期延长。

(6)心血管系统:表现为心动过缓、心音低弱、心输出量减低,可出现心包积液。

(7)消化系统:畏食、腹胀、便秘。

(8)内分泌系统:性欲减退、月经异常、泌乳等。如有其他内分泌腺体功能低下,要注意有无多发性内分泌功能减退症。

(9)呼吸系统:呼吸浅而弱,对缺氧等反应弱。

(10)黏液水肿昏迷:因严重甲状腺功能不足导致昏迷。诱发因素为寒冷、感染、呼吸疾病、脑卒中、失血性心力衰竭,使用止痛剂、麻醉剂、中枢抑制剂不当等。表现为非凹陷性水肿、脸色蜡黄、怕冷、便秘、抽搐、低温、呼吸缓慢、心动过缓,可出现昏迷和休克。

2.呆小病

小儿初生时体重重、不活泼、不主动吸奶。患儿体格、智力发育迟缓,表情呆钝,音调低哑、面色苍白、眶周水肿、眼距增宽、鼻梁扁塌、唇厚流涎、舌大外伸、四肢短粗、出牙换牙延迟、骨龄延迟、行走呈鸭步、心率慢、性器官发育延迟。

三、诊断

如果有上述症状,加上血 FT_4 水平低就要考虑诊断,原发性甲减伴有 TSH 增高。亚临床甲减可只表现为 TSH 增高。垂体性或丘脑下部性甲减时 FT_4 降低而 TSH 正常或降低。新生儿 TSH 筛查对早期发现甲减有重大意义。

四、鉴别诊断

主要应鉴别导致甲减的病变部位是丘脑下部、垂体还是原发于甲状腺。甲状腺自身抗体、脑部的CT、MRI等检查可以帮助诊断。

五、治疗

用甲状腺素替代治疗。

1.甲状腺素片

使用剂量为25～300μg/d。从小量开始，逐渐增加，并根据TSH调整剂量。

2.黏液水肿昏迷的治疗原则

即刻补充甲状腺素，保持呼吸道通畅，可给糖皮质激素、慎重补液、控制感染。300μg T_4静脉注射，以后每天80μg静脉注射至口服为止。此外用毛毯保温，必要时使用人工呼吸器。另外Hydrocortisone，100mg，每6小时1次静脉推注，直至证明无肾上腺危症时也应使用。若有感染也要治疗。一般24小时内应好转。

第三节　原发性甲状旁腺功能亢进症

一、定义

原发性甲状旁腺功能亢进症(简称原发性甲旁亢)是由于甲状旁腺本身的病变导致PTH过度分泌引起的钙磷和骨代谢紊乱的一种全身性疾病。是最常见的高血钙病因之一，在人群中数千人就可以见到1例。90%为单发的腺瘤，其他为全部的4个腺体增生，或是少见的甲状旁腺癌。

二、临床表现

1.症状

本病典型的表现是4S(moans，grons，stones and bones；悲叹、呻吟、结石、骨病)。复发性肾结石、消化性溃疡、精神改变以及广泛的骨吸收。临床有高钙血症、骨骼改变和泌尿系统3种主要表现。

2.高钙血症

PTH增高伴血钙增高。可有精神症状、消化性溃疡症状、胃肠道蠕动慢或伴高钙血症的胰腺炎，高血钙还可引起心律失常和心力衰竭。

3.骨骼系统

可有骨密度减低、纤维囊性骨炎、囊肿形成、病理性骨折和骨畸形。主要表现为广泛的骨关节疼痛，伴明显的压痛，可出现骨畸形、骨折和局部膨隆。

4.泌尿系统表现

长期的高钙血症可引起肾小管浓缩功能受损，同时尿钙和磷增加，患者可表现为烦渴、多饮和多尿。可反复出现泌尿系结石。

5.体征

多数人无特殊体征，10%～30%在颈部可触及肿块，可有骨骼压痛、畸形、局部膨隆和身材矮小。

三、诊断

1.基本诊断

原发性甲状旁腺功能亢进症的诊断要点如下。

(1)肾石病、钙化性肾功能不全、多尿、烦渴、高血压、难治性消化性溃疡、便秘。

(2)骨痛、囊肿性病变和病理性骨折。

(3)血和尿钙增高,尿磷酸盐增高伴血磷降低,ALP正常。

(4)眼裂隙灯检查显示“带状角膜病变”。

(5)X线检查示骨膜下吸收、牙齿硬板损耗、骨实质钙化或结石、骨囊肿。

(6)在高钙的同时有不适当的PTH分泌增加。

2.诊断标准

(1)原发性甲旁亢的诊断标准一:具备以下8项即可诊断。①血清钙常大于2.50mmol/L,且血清蛋白无变化,伴有多尿、烦渴、食欲缺乏、恶心呕吐等;②血清磷低下或正常下限(小于1.13mmol/L);③血氯上升或正常上限;④ALP升高或正常上限;⑤尿钙排泄增加,大于200mg/d;⑥复发性双侧尿路结石,骨吸收加速;⑦PTH增高或正常上限;⑧无恶性肿瘤或在肿瘤切除后上述症状继续存在。

(2)原发性甲旁亢的诊断标准二:具备以下第1～3项及第4项的b和第5项可确诊,第6项作为辅助诊断。①周身骨质疏松;②颅骨内外板不清,板障增厚呈毛玻璃或颗粒样改变;③纤维囊性骨炎样改变;④骨膜下吸收:a.皮质的外缘密度减低、不规则、成花边状或毛糙不整,失去原有的清晰边缘;b.指骨骨膜下吸收最为典型;⑤软骨下骨吸收;⑥异位钙化和泌尿系结石。

3.定位诊断

甲状旁腺瘤可以出现在前颈部及纵隔中的任何一个部位,所以有时不易找到。主要通过超声、CT、MRI、血管造影和核素扫描来确定。不妨以颈部超声波及细针抽取细胞检查开始。1cm以上的腺瘤,铊201及锝99m的同位素减除扫描法也能协助定位,对异位性的腺瘤,特别有用。

四、鉴别诊断

1.高钙血症的鉴别诊断

(1)多发性骨髓瘤和各种癌症:各种实体瘤及淋巴瘤/白血病均可造成高钙血症,发生高钙血症的机制主要是恶性肿瘤分泌的甲状旁腺素相关蛋白(PTHrP)或细胞激素(如白介素-1),过度刺激破骨细胞。在淋巴瘤偶可见因维生素D的异位性活化,造成肠钙的过量吸收。在这些状况下甲状旁腺素浓度应是被压低的。实体癌中,以各处的上皮细胞癌、乳癌、肝癌、肾癌、消化道及肺部腺癌等为主。淋巴瘤/白血病中则以多发性骨髓瘤是最常见的病因。实体癌在引起高钙血症时,通常都是很大的肿瘤,临床上极少看到小肿瘤引起高钙血症。此外,并发有骨转移的癌症,发生高钙血症的机会并不特别高。

(2)其他病因:包括维生素D中毒(特别是活性维生素D)、结核或结节病等肉芽肿,肾衰竭、乳碱症(服用太多碳酸钙,每日4g以上,或吞食太多槟榔汁)则较少见。肾衰竭患者由继发性转为三发性甲旁亢,也较常见,但诊断并不困难。

2.其他鉴别

在诊断时还要与其他代谢性骨病相鉴别，如骨质疏松、骨质软化、骨营养不良、骨纤维异常增生症等疾病鉴别。

五、治疗

治疗方法以手术切除为主，手术前定位虽非绝对必要，但可以证实诊断，供手术参考。手术后患者有时需使用钙片及活化型维生素D制剂，以克服“骨饥饿”(hungry bone)引起的低钙血症，此时血中甲状旁腺素浓度会再度上升，不宜以为是甲状旁腺肿瘤的复发。可用3g/d的碳酸钙(1200mg元素钙)，活性维生素D可用0.25μg，罗钙全每日3次或1μg的$1\alpha(OH)D_3$，每日1粒。在术前有严重纤维性骨炎骨囊肿样变化者，骨饥饿会较明显，某些病例需补充钙质等至半年之久。

第四节　甲状旁腺功能减退症

一、概念

甲状旁腺功能减退症(简称甲旁减)是指甲状旁腺激素分泌减少和(或)功能障碍的一种临床综合征，主要导致血钙降低及血磷增加和相关的症状。甲状旁腺功能减退可以是先天性的，也可能是手术导致的，可以是自身免疫引起的破坏，也可是其他全身疾病如血色病铁质沉积所致。

二、临床表现

1.症状和体征

(1)手足搐搦：麻木、抽搐、手足痉挛，肌肉疼痛，拇指内收，其他手指并紧，掌指关节或腕关节屈曲，成助产士手或握拳手。

(2)精神神经系统表现：神经衰弱症状及精神异常、肠道痉挛、腹胀、腹泻、便秘、吞咽困难、癫痫发作、癔症样发作、强直、昏迷。

(3)运动障碍：锥体外系症状，如不自主运动、手足徐动、震颤麻痹、小脑共济失调等。

(4)Chvostek征：以三角锤敲耳前引起上唇抽动。

(5)Trousseau征：以血压带止血回流3分钟内引起手痉挛。

(6)其他表现：可表现为心力衰竭、大细胞性贫血、皮肤异常、牙齿异常和软组织钙化。

(7)心电图：QT延长、心律不齐。

2.内分泌检查

(1)血钙：血钙＜2mmol/L。应注意的是，人体血中钙元素，有一半与携带蛋白(主要是清蛋白)结合，另外的一半是所谓的游离钙。血中清蛋白降低造成血钙总量降低，是最常见的低钙血症原因。

(2)血磷：血清无机磷＞1.61mmol/L。

(3)24小时尿钙和尿磷：均有减少。

(4)血 PTH:血 iPTH 多数低于正常。如果血钙<7.5mg/dL,iPTH 应增加 10 倍,此时正常的 PTH 也表明有甲状旁腺功能减退。

(5)PTH 兴奋试验:注射 PTH 后,通过测定尿磷及 cAMP 的变化,来确定是 PTH 减少还是组织对 PTH 不敏感。

(6)肾小管磷重吸收试验:正常应在 84%~96%,甲旁减患者>90%。

3.X 线检查

多数全身骨质正常,少数骨质致密。可有软组织包括脑实质钙化。

三、诊断

我国学者提出甲状旁腺功能减退的诊断标准如下。

(1)手足搐搦或麻木感。

(2)低钙血症:血钙<2.0mmol/L,但清蛋白>3.5g/dL。

(3)血清磷上升或正常上限,肾小管磷重吸收>95%。

(4)肾功能正常。

(5)尿钙降低<50mg/d。

(6)脑电图显示慢波或棘波;尿中 cAMP 减少,对外源性 PTH 有明显的增加反应。

四、鉴别诊断

1.与其他低钙血症鉴别

包括营养不良导致的维生素 D 和(或)钙缺乏、肾性骨病鉴别。

2.与正常血钙的手足搐搦相鉴别

碱中毒时游离低钙、低镁等可引起手足搐搦。

3.与特殊类型的甲状旁腺功能减退症鉴别

(1)多发性内分泌功能减退症:自身免疫导致的多个内分泌腺体功能低下,如同时有肾上腺、性腺、垂体等功能低下,部分患者还有白色念珠菌感染、秃发等。

(2)假性特发性甲旁减:是指 PTH 结构异常引起的甲旁减的表现,但测定免疫反应性 PTH 是正常或偏高的。对外源性 PTH 有正常的反应。

(3)假性甲旁减:主要是 PTH 受体反应异常所致,临床表现为甲状旁腺功能减退,但甲状旁腺是增生的,PTH 分泌增多,常有特殊体型。如身材矮小、肥胖、智力低下等。

五、治疗

1.急性低血钙的治疗

100~300mg 钙静脉注射 15~20 分钟(30mL 10%葡萄糖酸钙中有 279mg 钙)。若症状仍持续,以 3mg/(kg·h)静脉注射,并考虑是否有低镁血症。同时开始口服碳酸钙或磷酸钙片(每日 600~1000mg 钙),以及活化型维生素 D 制剂(calcitriol 或 alfacalcidol,0.25mg,每天 2~3 次),再依患者反应增加剂量。

2.慢性低血钙的治疗

在原发性甲旁减,需要终生用维生素 D 治疗(加或不加钙),以达到 3 个目的:控制症状;减少甲旁减并发症的发生;避免维生素 D 中毒。甲状旁腺抑制还在探索阶段。

第五节　亚急性甲状腺炎

一、定义

甲状腺炎是指甲状腺组织发生变性、渗出、坏死、增生等炎症病理改变的一系列临床病症，甲状腺炎可分为急性甲状腺炎、亚急性甲状腺炎和慢性甲状腺炎。亚急性甲状腺炎可分为肉芽肿性和淋巴细胞性甲状腺炎。

二、临床表现

甲状腺突然肿大、疼痛，向耳部或下颌放射，伴发热、全身不适和甲状腺毒症（早期）或甲状腺功能减退症（晚期）的各种症状时，应怀疑亚急性甲状腺炎的诊断（肉芽肿性，de Quervain 病）。血沉明显加快，甲状腺摄碘明显下降，甲状腺扫描示甲状腺锝摄取缺乏。亚急性淋巴细胞性甲状腺炎一般无前驱的上呼吸道感染和局部疼痛，容易反复发作，其他表现与肉芽肿性相似。

三、诊断

根据甲状腺肿大、疼痛、血沉增快、甲状腺摄碘或锝能力降低、一过性甲亢可以诊断；抗体常阴性以及细针穿刺显示有多核巨细胞或肉芽肿改变，或淋巴细胞性甲状腺炎的改变。

四、鉴别诊断

1.与 Graves 甲亢鉴别

甲亢症状较重、病程长、常无继发甲减、甲状腺弥漫肿大、质地软或中等硬、甲状腺局部杂音、血沉不快、吸碘率增高是 Graves 印亢的特点。

2.与甲状腺肿大的疾病鉴别

（1）甲状腺囊肿或腺瘤结节出血：常在用力后出现疼痛、局部有波动感、超声甲状腺有液性暗区，甲功和血沉正常可资鉴别。

（2）甲状腺癌：如果甲状腺很硬、扫描为冷结节，要与甲状腺癌鉴别。亚急性甲状腺炎血沉快、吸碘率低、用激素有效。必要时要用细针穿刺。

（3）桥本甲状腺炎：一般不伴明显的甲亢和血沉增快，抗甲状腺抗体滴度显著增高。

五、治疗

如果没有疼痛和全身症状，短期使用β受体阻滞剂是唯一所需的治疗。

疼痛的甲状腺炎初始治疗，使用阿司匹林 300～600mg，口服，4～6 小时 1 次，也可用其他非甾体抗炎药（NSAIDs）。在难治性病例，特别是有高热不退者，可用糖皮质激素治疗，如使用泼尼松龙（20～40mg/d，每 1～2 周减量）有助于病情缓解。未证实甲状腺素长期抑制性治疗对于复发具有预防价值。抗甲状腺药物在亚急性甲状腺炎的治疗中没有使用价值。

第六节　慢性淋巴细胞性甲状腺炎

一、定义

慢性淋巴细胞性甲状腺炎又称自身免疫性甲状腺炎，其发病与遗传有密切的关系，女性多见。包括甲状腺因发炎而萎缩的萎缩性甲状腺炎(atrophic thyroiditis)，因淋巴细胞浸润和滤泡细胞转变成何氏细胞(Hurthle cell)而使甲状腺肿大的桥本甲状腺炎(Hashimoto's thyroiditis)，以及分娩以后才出现的甲状腺发炎——产后甲状腺炎(postpartum thyroiclitis)等。

二、临床特征

1.临床表现

患者可能以甲状腺肿大或甲状腺功能异常来医院检查。部分患者可出现一过性甲亢。桥本甲状腺炎和产后甲状腺炎可以出现两侧甲状腺肿大的现象，硬而多结节性，但结节界限不明显。可能出现甲状腺功能减退表现，即倦怠、精神不振、水肿、皮肤粗糙、头发干粗等。

2.实验室检查

(1)测定甲状腺球蛋白抗体(anti-thyroglobulin antibody)和甲状腺微粒体抗体(anti-thyroidmicrosomal antibody)：后者即为甲状腺抗过氧化物酶抗体。如果这两个抗体都是阴性，则自身免疫性甲状腺炎可能性不大。

(2)甲状腺功能测定：FT_4 和 TSH 的测定可以表现为功能正常、亢进或功能低下，但总的趋向是功能低下。

3.超声检查

甲状腺会出现对称性低回声的现象，与旁边的组织呈明显对比。不过有时里面有何氏细胞或胶体结节，会出现高回声结节。

4.细针穿刺

甲状腺细针吸引细胞学检查简单又快速。抽出来的细胞主要可以看到不成熟和成熟的淋巴细胞，此外有何氏细胞。

三、诊断

根据临床表现和辅助检查可以诊断。

四、鉴别诊断

1.非毒性甲状腺肿及甲状腺瘤

抗体和功能正常可以帮助鉴别。

2.弥漫性毒性甲状腺肿

有时与本病鉴别困难，需要甲状腺细针吸引细胞学检查帮助。

3.甲状腺肿瘤

如果甲状腺疼痛明显，甲状腺素和一般治疗无效、治疗后甲状腺不小反大、伴有周围淋巴结肿大或单个冷结节，要考虑合并肿瘤问题。甲状腺迅速增大时，要小心是否有淋巴瘤。

4.木样甲状腺炎

非常少见。可伴有其他部位纤维化，如纵隔、腹膜后、泪腺和胆囊等。甲状腺中度肿大，质如坚石、不痛、与皮肤粘连、不随吞咽活动、周围淋巴结无肿大，可侵袭周围组织，产生压迫症状。

五、治疗

对于自身免疫性甲状腺炎，如果有甲状腺功能不足，当然必须用甲状腺素来做代偿性治疗，一般使用的剂量为每日150μg左右，要根据甲状腺激素的变化，而调整剂量。

如果只有甲状腺肿，通常也是使用甲状腺素来治疗，经抑制甲状腺素，也可使甲状腺变小。虽然肾上腺皮质激素是治疗自身免疫性疾病常用的药物，但在自身免疫性甲状腺炎却很少使用。

产后自身免疫性甲状腺疾病常常在分娩后6个月内暴发，特别是在伴有甲状腺过氧化物酶(抗微粒体酶)抗体升高的妇女，该抗体常见于桥本甲状腺炎。早期因甲状腺炎症而表现为甲状腺毒血症，随后出现一过性甲状腺功能减退期，最后恢复正常。在激素分泌过多期可使用β受体阻滞剂，而在甲状腺功能减退症期可用甲状腺素短期替代治疗。在证明自身免疫性甲状腺疾病的异常持续存在前，不应立即做出长期治疗的决定。曾发生过甲状腺功能失常的妇女今后易于发生永久性甲状腺功能异常。应每年随访TSH。

第七节　垂体疾病

一、巨人症与肢端肥大症

系由于生长激素(GH)和(或)胰岛素样生长因子-1(IGF-1)分泌过多而引起的身材高大，软组织、骨骼及内脏增生肥大及内分泌紊乱综合征。发病在青春期前，骨骺尚未融合，则表现为巨人症；发病在青春期后，骨骺已融合，则形成肢端肥大症；少数患者青春期起病至成年后继续发展并形成“肢端肥大性巨人症”。病因多数为垂体前叶GH细胞增生或腺瘤。其中巨人症患者垂体大多为GH细胞增生，少数为腺瘤；肢端肥大症患者大多为GH细胞腺瘤，少数为增生，瘤直径一般在2cm左右，大者可达4～5cm。本病起病缓慢，就诊时已患病5～10年，少数患者就诊延迟达10～20年。

(一)诊断

1.临床表现

(1)特殊体态：面部增长变阔，眉弓及双颧隆突，巨鼻大耳，唇舌肥厚，下颌突出，牙列稀疏，鼻旁窦与喉头增大，语言钝浊。指趾粗短，掌跖肥厚，全身皮肤粗厚、多汗、多脂。胸椎后凸，腰椎前凸，胸廓增大。晚期骨质疏松、脊柱活动受限、肋骨串珠。垂体性巨人症呈儿童期过度生长，身材高大，四肢生长尤速。食欲亢进，臂力过人、性器官发育早、性欲亢进。衰退期体力日渐衰退，常因继发感染而早年夭折。

(2)内脏增大和组织增生：患者内脏普遍增大。心脏肥大伴有血压增高；肝、脾、胰、胃、肠、肺等增大；甲状腺呈结节性或弥散性增大；有时甲状旁腺亦增大；腕部软组织增生可压迫正中神经，引起腕管综合征；腰椎肥大可压迫神经根而有剧烈疼痛；足跟软组织厚度增加。

(3)肿瘤压迫症状：可有头痛、视物模糊、视野缺损、眼外肌麻痹、复视。

(4)内分泌代谢变化：早期内分泌腺体(甲状腺、肾上腺、甲状旁腺、性腺)可见增生或腺瘤，功能正常或亢进，晚期则出现继发性功能减退症。可伴有高胰岛素血症、糖耐量减低或糖尿病、血脂异常。

(5)其他：结肠腺瘤发生率高，结肠、直肠癌发生率增高。

2.辅助检查

(1) GH测定：正常基础血浆GH 0～5μg/L。由于生理状态下，GH呈脉冲式分泌，血浆浓度波动大，单次测定可能意义不大。可在静脉穿刺后维持4～6 h，每30～60 min取血测定一次CH，取其平均值。如果平均GH＞5μg/L时，要考虑有GH细胞分泌功能亢进可能，GH＞20μg/L则比较肯定。葡萄糖负荷(100 g)后GH不能降低到5μg/L以下，可反而升高。

(2)IGF-1测定：肢端肥大症时升高10倍，与正常人不重叠。可反映24 hGH分泌总体水平，可作为筛选和疾病活动性指标，也可作为治疗是否有效的指标。

(3)钙、磷测定：肢端肥大症活动期，血钙可比正常高出0.125～0. 25 mmol/L，如持续或明显高血钙，要警惕合并甲旁亢进等其他多内分泌腺瘤病。尿钙排泄增多。血磷升高，也是病情活动的重要指标。但必须排除同时伴有肾功能不全。活动期病例血碱性磷酸酶升高。

(4)X线检查：头颅增大，颅骨板增厚；多数患者蝶鞍扩大，前后床突破坏；鼻旁窦增大，枕骨粗隆明显突出；四肢长骨末端骨质增生，指骨顶部呈丛毛状增生。

(5) CT或MRI：能更准确判断蝶鞍区肿瘤大小及周围结构受压情况。

3.鉴别诊断

(1)体质性身材高大(体质性巨大)：属正常变异，可有家族遗传史，身材高大，身材各部分发育匀称，骨龄正常，无内分泌代谢障碍。

(2) Marfan综合征：为先天性结缔组织疾病，是通过常染色体显性遗传的。病变主要表现在骨骼、眼和心血管系统。患者身材高，四肢细长，指距大于身高，缺少皮下脂肪，常有高度近视、晶状体脱位及先天性心血管疾病等。

(3)皮肤骨膜肥厚症：本病外表与肢端肥大症相似，为手脚增大、皮肤粗糙、毛孔增大、多汗，还可伴非特异性关节炎。但本病患者血GH及IGF-1、垂体CT等检查均正常。

(二)治疗

1.手术治疗

应作为首选。目前广泛采用经蝶显微外科手术治疗垂体GH瘤。对于某些垂体大腺瘤，尤其伴鞍外扩张，可行经额开颅手术。手术并发症有尿崩症、脑脊液鼻漏、脑膜炎、腺垂体功能减退症。

2.放射治疗

作为术后残余肿瘤的辅助治疗。包括常规高电压照射、α粒子照射、质子束照射。γ刀用于治疗鞍内肿瘤，可防止视交叉、视神经和海绵窦结构的损伤。

3.药物治疗

在不适宜或拒绝手术治疗，或肿瘤未压迫视神经和交叉，或手术放疗失败者可选择。

(1)生长抑素类似物：主要用于手术治疗不能达标，控制GH分泌水平。奥曲肽

(octreotide)系生长抑素八肽类似物。短效奥曲肽临床应用 50～100μg,每日 3 次,皮下注射。长效奥曲肽(奥曲肽缓释剂),每 4 周肌内注射 1 次。兰曲肽(lanreotide)是一种疗效与奥曲肽缓释剂相仿的新型长效生长抑素类似物,剂量为 30～60mg,每 2～4 周肌内注射 1 次。常见不良反应为胃肠道症状和胆石症。

(2)多巴胺激动剂:大剂量对 GH 瘤有效,单独使用临床疗效不理想。对于伴有泌乳素分泌的 GH 瘤可以考虑使用,对于生长抑素类似物疗效欠佳者可以合用。临床上应用的多巴胺激动剂有溴隐亭、长效溴隐亭、培高利特(pergolide)、卡麦角林等。溴隐亭常需 20～40mg/d,卡麦角林常需每周 2～7mg。不良反应主要为胃肠道症状、鼻塞、睡眠障碍等。

(3)GH 受体拮抗剂:培维索孟(pegvisomant)能有效降低 IGF-1 水平,但不能使垂体 GH 肿瘤缩小,GH 分泌反而增加。每日 10～20mg,皮下注射。可作为奥曲肽的补充治疗,不主张单独使用。长期治疗疗效和安全性尚未肯定。不良反应有头痛、感冒综合征、注射部位反应。

4.并发垂体前叶功能低下者

需应用相应的激素替代疗法。

二、生长激素缺乏性侏儒症

生长激素缺乏性侏儒症又称垂体性侏儒症(pituitary dwarfism),是由于垂体前叶分泌生长激素(GH)部分或完全缺乏或 GH 功能障碍而导致的生长发育障碍性疾病。按病因可分为特发性和继发性两类;按病变部位可分为垂体性和下丘脑性两种。可为单一性 GH 缺乏,也可伴有腺垂体其他激素缺乏。本病多见于男性。

(一)诊断

1.临床特点

(1)身材矮小:身高较同地区、同年龄、同性别儿童明显矮小,低于正常儿童平均值的 2SD 以上,但生长并不完全停止,生长速度年均增长低于 4cm,至成人时身高常低于 130cm。

(2)营养良好:体重大于或等于同身高儿童,皮下脂肪较丰满。成年后保持童年体型与外貌。

(3)生长速度缓慢:一般认为生长速度在 3 岁以下小于 7cm/年,3 岁～青春期小于 4cm/年,青春期小于 5.5cm/年者,为生长缓慢。

(4)骨骼发育延迟:骨龄延迟≥2 年。

(5)性腺发育落后:至青春期第二性征不发育,单纯性 GH 缺乏者表现为性腺发育延迟(常到 20 岁左右才有青春期性征出现)。

(6)智力与年龄相称:学习成绩与同龄无差别,可有自卑感。

(7)继发性 GHD 者,尚有原发病的症状和体征。

2.辅助检查

(1)GH 激发试验:测定随机血标本 GH 浓度对诊断无价值。常将 GH 激发试验中 GH 峰值变化作为诊断 GHD 的一种主要手段,包括生理性激发(睡眠、运动)和药物(胰岛素低血糖、精氨酸、左旋多巴、可乐定)激发两种。生理性激发后 GH 无高峰出现,但因结果与正常儿童有重叠,诊断价值有限,常用于 GHD 的筛查。临床常用药物激发试验来诊断 GHD,一般选择两项,其中胰岛素低血糖试验结果敏感性最高,但由于可出现严重低血糖反应,对儿童患者要特别小心。

1)胰岛素低血糖试验:过夜空腹,静脉注射胰岛素 0.05～0.1U/kg(超重或肥胖者用量偏大),注射前及注射后 30min、60min、90min、120min 分别取血测 GH 及血糖,要求血糖<2.8mmol/L 或血糖较注射前下降>50%。如血糖达 2.8mmol/L 以下,应终止试验,做相应处理,但需采集低血糖发生时以及 30 min 后的血标本。如试验过程中无低血糖发生,应将胰岛素量增加,重复试验。此试验有一定危险,须在严密监护下进行,有癫痫、肾上腺皮质功能减退者慎用。建议注射前后 60 min 取血测定皮质醇。

2)左旋多巴试验:空腹,口服左旋多巴 10mg/kg(总量最多 0.5g),口服前及后 60min、90min、120min 分别取血测 GH。

3)精氨酸试验:空腹,静脉滴注精氨酸 0.5 g/kg(总量最多 30.0g,按 5%～10%浓度溶于生理盐水)30 分钟内滴完,静脉滴注前及静脉滴注开始后 30min、60min、90min、120min 分别取血测 GH。

4)可乐定试验:空腹,口服可乐定 0.1～0.15mg/m^2,最大量 150mg,口服前及口服后 60min、90min、120min 分别取血测 GH。

在上述药物激发试验中,如有 2 个以上试验 GH 峰值均<5μg/L 则为 GH 完全缺乏,如有 1 个试验 GH 峰值 5～10μg/L 则为 GH 部分缺乏,如有 1 个试验 GH 峰值≥10μg 则为正常。

(2)生长激素释放激素(GHRH)兴奋试验:用于鉴别下丘脑性和垂体性 GH 缺乏症。需注意单次 GHRH 刺激可呈假阴性反应,但经预先补充 GHRH 1 周或 1 个月后即可出现阳性反应。

(3)血清胰岛素样生长因子(IGF-1)、IGF-1 结合蛋白-3(IGFBP-3)测定:对诊断和鉴别诊断也有一定作用。如 GH 不降低,甚或升高,但 IGF-1 浓度降低,注射 GH 后也不升高,提示肝细胞 GH 受体缺乏或受体缺陷,对 GH 不敏感,称为 Laron 侏儒症。

(4)影像学检查:骨龄和头颅 X 线、CT、MRI 对诊断病因和骨骼发育障碍程度判断有一定帮助。

3.鉴别诊断

(1)儿童期全身性慢性器质性疾病或感染性疾病等导致的体格发育障碍:如先天性肿瘤、慢性肝炎、肝硬化、慢性肾炎、糖尿病、营养不良和晚期血吸虫病、侏儒症等。

(2)青春期延迟:患者生长发育较迟,常常到十六七岁尚未开始发育,因而身材矮小,但智力正常,一旦开始发育,骨骼生长迅速,性成熟良好,最终身高可达正常人标准。

(3)呆小病:甲状腺功能减退发生于胎儿、新生儿,可引起明显的生长发育障碍,常伴有智力低下。

(4)先天性卵巢发育不全综合征(Turner 综合征):女性患病,体格矮小,性器官发育不全,常有原发性闭经,伴有颈蹼、肘外翻等先天性畸形,血清 GH 水平不低,典型病例染色体核型为 45,XO。

(5)失母爱综合征:长期缺少温馨的家庭及社会环境造成患儿精神、心理创伤,表现为精神抑郁、生长发育停滞、青春期延长,骨龄落后。改变不良环境后数月可使生长速度明显加快。

(6)先天性软骨发育不全:骨骼纵向发育极其缓慢,身高远低于常人,患者头大、前额突出、四肢粗短，智力、性腺发育正常。

（二）治疗

1.生长激素替代治疗

重组人生长激素（rhGH）供应量充足，对骨骺未融合的GHD患者效果显著。推荐治疗剂量一般为每周0.5～0.7 U/kg体重，分6～7次于睡前30～60分钟皮下注射。通常第一年疗效最显著，平均身高每年增长12～15 cm，以后效果有所减退。治疗中有时出现血清T4、TSH水平降低（甲状腺功能减退），需注意纠正。不良反应以注射局部皮肤红肿、瘙痒为主，但不严重，大多不必停药。

2.GHRH治疗

适合于下丘脑性GHD，可用29肽的GHRH 24U/kg，每晚睡前皮下注射，连续6个月。

3.IGF-1主要用于Laron侏儒症的治疗

早期诊断、早期治疗者效果较好，每日皮下注射2次，每次40～80μg。不良反应有低血糖等，其长期治疗的安全性还不清楚。

4.其他

（1）绒毛膜促性腺激素（HCG）：适用于年龄已达青春发育期，经上述治疗不再长高者，每次500～1000U，肌内注射，每周2～3次，每2～3个月一个疗程，间歇2～3个月，可反复使用1～2年。过早使用可引起骨骺融合，影响生长。男孩用药后可引起乳腺发育。

（2）同化激素：睾酮于使用初期身高增加，但因同时促进骨骺提前融合，导致最终身材明显矮小，疗效很不理想。临床常使用的是人工合成的同化激素——苯丙酸诺龙，一般在12岁后小剂量间歇使用。用法：苯丙酸诺龙10～12.5mg，肌内注射，每周1次，疗程以1年为宜。本药可促进骨骺融合，影响生长，因而需注意避免用量过大。

（3）其他激素：当合并其他激素缺乏时，应考虑同时补充，如补充甲状腺激素或糖皮质激素。在rhGH治疗后，可使潜在的甲状腺功能低下现象表现出来，如GH治疗效果不佳，T_4低于正常，可补充少量甲状腺激素，对骨骼发育有促进作用。

（4）病因治疗：如为颅内肿瘤所致，可根据情况做手术或放射治疗。

三、垂体前叶功能减退症

垂体前叶功能减退症又称成人腺垂体功能减退症（Simmonds-Sheehan综合征），是指垂体和下丘脑的各种病变损害全部或大部分垂体所引起的功能减退症。其病因主要是产后大出血致垂体缺血、坏死、萎缩，垂体肿瘤，手术，放疗损伤，感染或全身性疾病等。临床特点是多种垂体前叶激素分泌不足，继发性腺、甲状腺、肾上腺皮质等功能低下。其中因分娩大出血、休克而引起的垂体缺血性坏死所造成的垂体前叶功能低下者，称为席恩综合征。

（一）诊断

1.临床表现

临床症状的出现与病因、垂体破坏的部位和程度有关。通常垂体前叶组织破坏50%以上方出现症状，破坏75%以上症状明显，破坏95%以上者症状较严重。各种腺功能减退发生的顺序依次是性腺、甲状腺、肾上腺皮质。

（1）性腺功能减退症状：产后无乳、乳房萎缩，月经少或闭经，性欲减退，性器官萎缩，眉毛稀疏，阴毛、腋毛脱落。

(2)甲状腺功能减退症状：畏寒、厌食、嗜睡、便秘、皮肤粗糙少汗、面容苍白水肿、毛发干燥、脱落、表情淡漠、智力减退、行动迟缓、反应迟钝，有时精神失常，低体温，缓脉。

(3)肾上腺皮质功能减退症状：常有头晕、乏力、食欲减退、恶心、呕吐、腹泻、腹痛、血压降低，易发生低血糖、晕厥和感染、皮肤色素减退、面色苍白。

(4)垂体前叶肿瘤引起压迫症状：头痛、呕吐、食欲减退、视野缩小等。

(5)垂体危象表现：垂体前叶功能减退症患者如得不到早期诊断和治疗或停止替代治疗，在感染等应激情况下可发生危象，出现昏迷。常见有以下几种类型。①低血糖型：最常见；②循环衰竭型；③低体温型：与甲状腺功能减退有关，冬天易诱发；④水中毒型；⑤高热型：常伴感染，体温在39～40℃；⑥混合型：兼有两种以上类型表现。各种类型可伴有相应的症状，突出表现为消化系统、循环系统和神经精神方面的症状，诸如高热、循环衰竭、休克、恶心、呕吐、头痛、神志不清、谵妄、抽搐、昏迷等严重垂危状态。

2.辅助检查

(1)内分泌功能检查

1)下丘脑垂体前叶激素减少或缺乏：血浆泌乳素(PRL)、促性腺激素(FSH、LH)、促甲状腺素(TSH)、促肾上腺皮质激素(ACTH)等水平减低。

2)下丘脑垂体所控制的靶腺激素减少：性腺：雌激素(E2)、黄体酮(P)及代谢产物降低；阴道涂片角化细胞减少，基础体温呈不排卵曲线。甲状腺：T_3 及 T_4 水平下降，基础代谢率减低，甲状腺摄^{131}I率下降，TRH兴奋反应减弱。肾上腺皮质功能：血皮质醇水平下降，24小时尿17-羟皮质醇及17-酮皮质醇均下降，ACTH兴奋试验呈延迟反应。

(2)其他检查：血常规呈轻中度贫血。空腹血糖水平降低，OGTT呈低平曲线，可有反应性低血糖。心电图有低电压，T波低平、双向或倒置，心肌受损表现。X线蝶鞍或其他影像检查：席恩综合征一般无变化；垂体肿瘤引起的可见蝶鞍扩大、变形和骨质破坏。

3.诊断

具备下列3项即可诊断。

(1)病史：有产后大出血、垂体瘤、垂体切除、放射治疗、外伤等。

(2)垂体前叶激素减少的表现：分娩后无乳汁分泌及闭经、低血糖、性功能减退、低代谢综合征。

(3)内分泌功能检查：血浆PRL、GH、FSH、LH、TSH、ACTH水平减低，并对各种刺激试验无反应。

(二)治疗

1.一般治疗

给予高热量、高蛋白、高维生素饮食。注意休息和保暖，避免劳累、精神刺激与感染，勿用镇静剂、麻醉剂。

2.激素替代治疗

主张补充生理需要量的激素，原则是缺什么补什么，缺多少补多少，长期生理剂量维持。方法如下。

(1)糖皮质激素:可的松每日 12.5～37.5mg 或泼尼松 2.5～7.5mg,分 2 次口服,早晨 2/3 量,下午 1/3 量。有发热、感染、创伤、手术等应急情况应加大剂量。合并甲状腺功能减低时,先使用糖皮质激素治疗后,方可加用甲状腺激素治疗,以防止诱发肾上腺危象。

(2)甲状腺激素:从小剂量开始,首选左甲状腺素($L-T_4$)每日 25～50μg 开始,渐增至需要量,冬季严寒时剂量适当增大。或甲状腺片最初每日 15～30mg,在 2～4 周内逐渐增至60～120 mg。

(3)性激素:男性可用睾酮制剂,如十一酸睾酮。待贫血纠正后,年轻女性(40 岁以下)可用人工月经周期疗法。

3.垂体危象的治疗

依昏迷原因与类型,分别采取相应抢救措施。

(1)立即静脉注射 50%葡萄糖 40～60mL,继以 10%葡萄糖静脉滴注维持。

(2)给予氢化可的松 50～100mg 加入补液中静脉滴注。

(3)对低体温者,要注意保暖。低温与甲状腺功能减退有关,可给予小剂量甲状腺激素,并用保暖毯逐渐加温。

(4)过高热者,迅速降温,积极抗感染治疗,维持水、电解质及酸碱平衡。

(5)水中毒者加强利尿,可给予氢化可的松或泼尼松。

(6)有循环衰竭者按休克原则治疗。

(7)禁用或慎用吗啡等麻醉剂、巴比妥类安眠剂、氯丙嗪等中枢神经抑制剂及各种降糖药,以防止诱发昏迷。

四、尿崩症

尿崩症(diabetes insipidus)是由于下丘脑-神经垂体受损害而致抗利尿激素(ADH)缺乏,远端肾小管和集合管重吸收水分功能障碍而出现多尿、烦渴、多饮与低比重尿为主要表现的一种疾病。

尿崩症按病因可分为原发性与继发性两种。原发性尿崩症又称特发性尿崩症,临床多见,原因未明,可能为下丘脑视上核、脑室旁核神经细胞减少或消失退行性病变所致。部分病例有尿崩症家族史,为常染色体显性遗传。继发性尿崩症临床较少见,为下丘脑-神经垂体部位的病变引起。病因主要为颅内或垂体肿瘤、手术、外伤、炎症感染、出血、白血病以及嗜酸性肉芽肿、结节病等。

尿崩症按病情程度又可分为典型(完全性)尿崩症和轻型(部分性)尿崩症。

(一)诊断

1.临床表现

(1)多尿:排尿次数增加,尿量增多,24 小时尿量达 4～10L 或更多,尿色清淡。

(2)烦渴多饮:喜饮凉水,如限制饮水可迅速发生脱水,体重减轻。

(3)慢性失水症状:如头痛、头晕、食欲减退、便秘、失眠、疲乏、消瘦等。

(4)患者因各种原因得不到饮水补充时,严重脱水、导致高渗状态,出现头痛、肌肉痛、心动过速、烦躁、谵妄、昏迷等高渗综合征。体温可降低或出现高热。

(5)继发性尿崩症:可由各种病因引起,并有相应的临床表现,如肿瘤引起者可出现压迫症状、颅内压增高症状以及视野缩小、偏盲等。

2.辅助检查

(1)尿比重低,常低于 1.005;尿色清淡。

(2)尿常规:无糖和蛋白。

(3)渗透压:血浆渗透压正常或略高;尿渗透压显著降低(常为 50～200mOsm/kg·H_2O),低于血浆渗透压。

(4)血肾功能正常,血电解质多正常,严重脱水患者可出现血钠高于 150mmol/L。

3.内分泌功能试验

(1)禁水试验:这是最简单和最可靠的方法,但必须在医生监护下进行,试验前后观察体重、心率、血压、尿量、尿比重、血尿渗透压。中枢性完全性尿崩症患者禁水 6～12 小时后尿量仍多,尿渗透压及尿比重无明显增加,可出现明显脱水,体重下降 1.5～2.0 kg,血压下降。不能耐受通宵禁饮者,可从清晨 4 时开始禁饮,体重下降超过 3%时应立即停止试验;部分性中枢性尿崩症患者禁饮后尿量可能部分减少,尿比重或尿渗透压可有一定程度升高,但达不到正常人水平;精神性多饮充分禁饮后,体重、血压、血渗透压变化不大,尿量逐渐减少,尿比重明显增加,多超过 1. 020,尿渗透压升高大于血渗透压 2 倍以上。

(2)加压素试验:充分禁饮至尿量、尿比重、尿渗透压稳定达平台期后,如尿比重仍不能升至正常,皮下注射加压素 5 U(儿童 0.1 单位/千克体重)后,中枢性尿崩症患者尿量减少,尿比重升高至正常水平,尿渗透压升高,烦渴症状改善。肾性尿崩症无反应或反应轻微。

(3)高渗盐水试验:可鉴别尿崩症与精神性烦渴多饮症,后者对静脉滴注高渗盐水有反应(尿量减少、尿比重升高),尿崩症则无反应。

(4)血浆及尿中抗利尿激素(AVP)测定:水平低于正常。有条件可检测。

4.其他

检查 X 线蝶鞍,眼底、视力、视野检查。头颅及垂体 CT 扫描、MRI 检查有助于(除垂体或其附近肿瘤外)病因诊断。

本病在诊断中应注意与精神性多饮、肾性尿崩症、糖尿病、高钙血症、低钾血症、利尿剂治疗等多尿相鉴别。

目前常采用禁饮一加压素联合试验来鉴别精神性多饮、肾性尿崩症。

(二)治疗

1.病因治疗

积极去除病因,对肿瘤、感染、外伤引起者给予相应处理。

2.ADH 替代补充治疗

(1)弥凝:即醋酸去氨加压素片,首次服用 0.1mg 后需观察显效持续时间,待出现烦渴、多饮症状后再服用第 2 片,每日 0.1～0.3 mg 片。此药抗利尿作用强,不良反应少,为目前治疗尿崩症比较理想的药物。

(2)鞣酸加压素油剂即长效尿崩停,深部肌内注射,从小剂量开始,以后根据尿量调整剂量,作用一般可维持 3～4 天,具体剂量因人而异,用时应摇匀。慎防用量过大引起水中毒。

(3)垂体加压素水剂 5～10 U,每 3～6 小时一次或 6～8 小时一次。每日须多次注射,长期应用不便。主要用于脑损伤或手术后出现的一过性尿崩症，肌内注射，每次 5～10 U。

(4)垂体后叶素粉剂(尿崩停)30～40 mg，每 6 小时 1 次，鼻腔吸入。或水剂滴鼻或鼻腔喷雾。去氨加压素(desmopressin)为人工合成的加压素类似药，鼻腔喷雾或滴入，每次 5～10 μg 作用可维持 8～20 小时，每日用药 2 次。

(5)人工合成精氨酸加压素和赖氨酸血管加压素均为水溶液滴剂。前者 10～20μg，每日 2 次；后者 5 μg，每日 2～6 小时 1 次。

3.其他药物治疗

(1)氢氯噻嗪 25～50 mg，每日 2～3 次。治疗期间适当补充钾盐，限制钠盐。因可引起高尿酸血症，应予监测。

(2)卡马西平 0.1～0.2 g，每日 2～3 次。少数患者可出现严重剥脱性皮炎，应告知患者。

第六章　脊柱疾病

第一节　脊柱骨折与脊髓损伤

一、脊柱损伤的分类

1.按脊柱损伤的受力机制分类

(1)屈曲压缩:是最常见的损伤机制。例如在前屈腰体位,背部受砸压伤则发生脊柱的屈曲压缩损伤,轻者椎体前楔形压缩骨折,重者发生骨折脱位,脊柱前部压缩,后部分离。

(2)屈曲分离损伤:例如安全带损伤,躯干被安全带固定,头颈及上半身向前屈曲,致脊柱损伤,发生骨折或脱位;由于上部并无受压砸力,故为分离损伤。

(3)垂直压缩:如重物砸于头顶或肩部,或高处落下,足着地或臀部着地,脊柱受垂直方向的压力,致椎间盘髓核突入椎体中致椎体发生骨折,如爆炸状,故称爆裂骨折。

(4)旋转及侧屈:脊柱由小关节突及椎体等连接,由于小关节的方向不同,侧屈时常伴有旋转、旋转侧屈或前屈可发生单侧关节脱位,常见于颈椎损伤;侧屈可致椎体侧方压缩骨折。

(5)伸展损伤:常发生在颈椎,例如向前摔倒时,头或前额撞击于物体上致颈向后伸展则发生伸展损伤,常无骨折或脱位;有时可见棘突被挤压骨折或椎体前下缘撕裂小骨折片,称泪滴骨折。

上述损伤暴力亦可为复合的,如屈曲并垂直压缩,屈曲旋转等。

2.按脊椎损伤的部位分类

如棘突骨折、关节突骨折、横突骨折(由肌肉突然收缩牵拉所致)、椎体骨折及骨折脱位等。

3.按骨折形态分类

此为临床最常采用的分类方法。

(1)压缩骨折(compression fracture):椎体前方压缩骨折,系上位椎间盘压其下方椎体上缘骨折。压缩程度以椎体前缘高度占后缘高度的比值计算,分Ⅰ度:轻度压缩 1/3;Ⅱ度中度:压缩 1/2;Ⅲ度重度,压缩 273 压缩骨折。Ⅲ度及Ⅱ度压缩骨折常伴有其后方棘韧带断裂。

(2)爆裂骨折(bursting fracture):髓核突入椎体致爆裂骨折,其骨折块可向左右前后移位,但主要是向椎管内移位,并常损伤脊髓。骨折向两侧移位,致两侧椎弓根距离加宽。

(3)Chance 骨折:骨折线呈水平走行,由椎体前缘向后经椎弓根至棘突发生水平骨折或致棘间韧带断裂;常见于安全带损伤,骨折移位不大,脊髓损伤少见。

(4)骨折脱位(fracture dislocation):椎体骨折可为屈曲压缩或爆裂骨折,其上位椎向前方脱位。在腰椎可发生反向损伤,例如腰背部被横向暴力打击,可发生上位椎向后方脱位。前脱位程度以关节突算分为Ⅰ度脱位;Ⅱ度关节突起跳跃,上位椎下关节突尖正在下位椎上关节突上;Ⅲ度关节突起交锁,上位椎的下关节突位于下位椎上关节突的前方,发生交锁不能自行复位。脱位程度以椎体前后径计算,上下椎体后缘相差 1/4 椎矢径以内为Ⅰ度,1/4～2/4 为Ⅱ

度，大于 2/4 不超过 3/4 为Ⅲ度，大于 3/4 为Ⅳ度，大于 4/4 为全脱位。Ⅱ度、Ⅲ度脱位常伴有脊髓损伤。

(5)脱位(dislocation)：分离屈曲损伤常致脊椎关节脱位而无压缩骨折，多见于颈椎，有单侧脱位及双侧脱位。

4.按脊柱稳定性分类

分为稳定骨折与不稳定骨折。棘突骨折、横突骨折、单纯压缩骨折属于稳定骨折。Denis 将脊椎分为前中后三柱，椎体及椎间盘前 1/2 为前柱，后 1/2 加后纵韧带为中柱，椎弓根后结构为后柱。McAfee 等将伴有后柱损伤的爆裂骨折分类为不稳定骨折，而无后方结构损伤爆裂骨折为稳定骨折。所有骨折脱位的三柱均受破坏，故为不稳定骨折；对压缩骨折伴有棘间韧带断裂的颈椎、胸腰段及腰椎骨折应视为不稳定骨折；$L_{4、5}$峡部骨折亦属于不稳定者。

二、脊髓损伤分类

1.完全性脊髓损伤

临床表现为完全截瘫，除损伤平面以下感觉、运动完全丧失，排尿排便功能障碍(括约肌失控)之外，必须包括肛门会阴区感觉和运动(括约肌)丧失。在圆锥损伤，则仅为括约肌和骶区感觉和运动丧失。

2.不完全脊髓损伤

损伤平面以下感觉和(或)运动功能，或括约肌反射不完全丧失，但必须包括肛门骶区感觉存在。

3.脊髓震荡

为轻度脊髓损伤，开始即呈不完全截瘫。并且在 24 小时内开始恢复，至 6 周时，恢复完全，其与不完全脊髓损伤的区别在于前者可完全恢复，而后者恢复不全。

其与脊髓休克的不同，主要是组织病理学不同和预后不同。脊髓震荡的病理改变已于前述，脊髓休克本身无明显病理改变。Rita 与 Zllis 提出脊髓休克本身可能的角色是接收器与突触传递的变化。脊髓休克完全脊髓损伤及严重不全损伤的伤后休克期，脊髓呈休克无反应期。

4.中央脊髓损伤

不完全脊髓损伤，主要见于颈椎后伸损伤或爆裂骨折，其特征是上肢瘫痪重，下肢瘫痪轻，感觉不完全丧失，括约肌可无障碍或轻度障碍，此乃因中央脊髓损伤的范围，主要是中央灰质，对白质的影响，近灰质者重，离开灰质近周边者轻，而皮质脊髓侧束和前束中的神经纤维排列，上肢者近中央，下肢者远离中央，故下肢神经纤维受累轻。其预后较好。

中央脊髓损伤的平面并不一致，在爆裂骨折所致者，截瘫平面与骨折平面一致。在后伸损伤所致者，常累及中下颈椎，如三角肌麻痹，但麻痹最重者为手肌，特别是手内在肌，可完全瘫痪。

中央脊髓损伤可与脊髓半伤并存，即上下肢均为中央脊髓损伤表现，但可半侧重，而另半侧轻。

5.脊髓半伤

常由后关节单侧脱位或横脱位所引起。脊髓半侧遭受损伤，系不完全损伤，伤(同)侧平面以下运动障碍，对侧感觉障碍，括约肌功能多存在，因同侧皮质脊髓束下行受损，而肢体感觉传入脊髓后，交叉至对侧上行，故出现对侧感觉障碍。

6.前脊髓损伤

脊髓前部遭受损伤，见于颈椎爆裂骨折，骨折块移位突然击入椎管，损伤或压迫前部脊髓。亦见于颈后伸损伤。何以颈椎后伸损伤和爆裂骨折，即可引起中央脊髓损伤，又可致前脊髓损伤，笔者的研究是与椎管矢状径有关。当椎管较狭窄时，后伸损伤使椎管进一步变窄，前后挤压脊髓发生中央脊髓损伤；同理，爆裂骨折时，骨折块自前方损伤脊髓，后方因椎管狭窄对脊髓的反作用，使脊髓受前后应力损伤，成为中央脊髓损伤。当椎管较宽时，后伸损伤时脊髓向后弯曲，后方未受挤压而前方被牵拉损伤成为前脊髓损伤。爆裂骨折致伤脊髓前部，因椎管较宽而后方无对冲损伤。

前脊髓损伤的主要表现是伤平面以下大多数运动完全瘫痪，括约肌功能障碍而深部感觉、位置觉保存。此乃因薄束与楔束保存之故。其损伤机制除直接损伤脊髓前部之外，还可有中央动脉损伤，其供养脊髓前 2/3，与临床表现相一致。这也是前脊髓损伤运动功能恢复困难的原因之一。

7.后脊髓损伤

此类损伤很少见，可见于椎板骨折下陷压迫脊髓后部，感觉障碍包括深感觉丧失较运动功能障碍严重。

8.创伤性上升性脊髓缺血损伤

此类损伤多见于下胸椎损伤，伤后截瘫平面持续上升，有两种表现，笔者之 5 例，2 例为 T_{10} 骨折脱位，3 例为胸腰段损伤。熊思富、饶书城等报道 12 例，胸腰椎损伤部位是 $T_{4、5}$，T_{10}，$T_{11\sim12}$ 各 1 例，$T_{12}\sim L_1$ 为 9 例。伤后截瘫平面与骨折脱位一致。伤后 2～3 天截瘫平面开始上升，其中 3 例上升至 $C_{2\sim4}$ 平面，因呼吸衰竭致死；其余截瘫平面上升 3～5 节段，大多数在 $T_{7\sim8}$ 平面停止上升，停止时间最晚在伤后 23 天。死亡之 1 例解剖见整个脊髓自 C_2 至骶髓软化坏死；另 2 例于伤后 4 周～6 个月手术探查，见胸髓自 T_4 以下坏死软化或呈瘢痕化，患者下肢截瘫一直呈松弛性而非痉挛性。其原因有二，截瘫平面上升至颈髓致死者，系胸 10 伤段脊髓血管（前后动静脉）血栓，逐渐扩大向上向下蔓延至颈髓和骶髓，致整个脊髓缺血坏死；另一种为胸腰段的大髓动脉（GMA）即过去称根大动脉（Adamkewicz）受损伤，致其供养之下胸段脊髓段缺血坏死。

9.无骨折脱位脊髓损伤

其发生率有日渐增多之趋势，可分为四型。

（1）儿童颈椎 SCIWORA：见于 6 个月至 16 岁儿童，8 岁以下者过半，多因车祸、高处坠落、牵拉等严重损伤，由于脊柱弹性较大，可发生脊髓损伤而无骨折脱位，脊髓中央损伤占一半，其次为完全脊髓损伤、不完全脊髓损伤，个别为 Brown-Sequard。其一个特点是约一半病例在伤后至脊髓损伤出现有一个潜伏期，时间自数小时至 4 天。

（2）中老年人 SCIWOFD：以 50 岁以上多见。轻微损伤如摔倒、碰伤等后伸损伤占大多数，亦可发生于交通事故或高处坠落等，伤后即发生截瘫，中央脊髓损伤占 70%，其他为完全脊髓损伤、不全脊髓损伤、Brown-Sequard 和神经根损伤。X 线片、CT、MRI 等影像学检查，发现椎管狭窄占 70%，前纵韧带损伤、椎间盘突出者过半，后纵韧带出血，棘上韧带断裂等，个别有椎体骨折但无移位，故在 X 线片上未能显示。脊髓改变有受压、软化、断裂等，与临床表现一致。

(3)胸椎 SCIWORA:主要发生在儿童和青壮年,儿童组年龄为 1～11 岁,青壮年为 18～38 岁。致伤原因系车祸、轧压伤、辗轧伤等严重砸压伤,成人伤后立即截瘫,儿童则半数有潜伏期,自伤 2 小时到 4 天才出现截瘫,截瘫平面在上部胸椎者占 1/3,在下部胸椎者占 2/3,绝大多数为完全截瘫,且系松弛性瘫痪。胸椎 SCIWORA 还有一个特点即胸部或腹部伴发伤较多,可达半数以上,胸部伤主要为多发肋骨骨折和血胸,腹部伤则主要为肝脾破裂出血。胸椎 SCIWORA 的损伤机制可能有大髓动脉(GMA)损伤,或由于胸、腹腔压力剧增致椎管内高压,小动静脉出血而脊髓缺血损伤,部分病例表现为脑脊液(csf)中有出血。例如一名 18 岁女性,乘电梯发生故障,被挤于电梯与顶壁之间达 4 小时,经救出后发现 T_{12} 以下不全截瘫,胸锁关节前脱位,右第 6～8 肋骨骨折,骨盆骨折,肉眼血尿,胸腰椎无骨折脱位,腰椎穿刺(腰穿)csf 中红细胞为 150×10^6/L。说明胸、腹腔被挤高压,可致脊髓损伤。

(4)一过性腰椎 SCIWOFD:少见,作者和 Macmillan 共报道 5 例,均为青壮年男性,致伤原因有背部撞伤,冰上摔倒,车上摔下,倒立过伸位摔倒等,伤后双下肢不全瘫。X 线检查,4 例腰椎椎管狭窄,可能是发病的基础因素,经保守治疗,截瘫完全恢复。

10.圆锥损伤

大多数人的圆锥位于 L_1 椎体平面,其上方为脊髓,周围则为腰骶神经根(马尾)。胸腰段损伤、L_1 爆裂骨折,可造成圆锥损伤,亦可造成脊髓和神经根损伤。因此,圆锥损伤可分为三类或三型:①脊髓、圆锥、神经根损伤,临床表现为脊髓平面损伤;②腰骶神经根圆锥损伤;③单纯圆锥损伤,支配下肢的腰骶神经根无损伤,仅表现为圆锥损伤,即肛门会阴区感觉障碍,括约肌功能障碍,球海绵体反射和肛门反射消失。第二类马尾神经根损伤一般较圆锥损伤为轻,可获得恢复,即下肢瘫恢复,而遗留括约肌障碍和会阴感觉障碍。MRI 可观察到圆锥部损伤改变。

11.马尾损伤

L_2 以下骨折或骨折脱位,单纯损伤马尾,可为完全损伤或不完全损伤,双侧平面可以一致,亦可不一致。完全损伤时,感觉丧失,运动瘫痪为松弛性,腱反射消失,包括 $S_{2\sim4}$ 神经损伤者,括约肌功能障碍,球海绵体反射和肛门反射消失。

12.脊髓锐器伤

由于锐器刺伤脊髓,可为全横断或部分横断,MRI 可显示脊髓损伤情况,脊椎多无明显损伤,因锐器常从椎间隙或椎间盘刺入。

13.脊髓火器伤

弹丸等投射物进入椎管或贯通,系弹丸直接损伤脊髓,多致脊髓横断,椎管外脊椎火器伤如击中椎体、椎弓、棘突、横突等,系弹丸的冲击压力波损伤脊髓,椎骨多系洞穿伤,极少破碎骨折片致伤脊髓,根据脊椎伤部位至椎管的距离和弹丸速度,脊髓损伤程度分为完全脊髓损伤,不完全脊髓损伤和脊髓轻微损伤不等。

三、临床表现和神经学检查

1.脊柱损伤、骨折或骨折脱位

表现为伤部疼痛,活动受限,骨折椎的棘突常有压痛,在明显的压缩骨折或骨折脱位,常见伤椎和上位脊椎的棘突后凸和压痛,有棘突间韧带撕裂和脱位者,该棘突间隙增宽,严重者棘上韧带同平面腰背筋膜撕伤,可见皮下溢血,确切的检查诊断,依靠 X 线等影像学检查。

2.脊髓损伤

(1)脊髓损伤的表现为截瘫,颈脊髓损伤致上肢和下肢均瘫称四肢瘫(guadriplegia)(不称高位截瘫),而胸腰脊髓伤则双下肢瘫,称截瘫(paraplegia)。各类脊髓损伤的特点已如前述,在完全脊髓损伤和严重不全脊髓损伤病例,伤后可呈现一段脊髓休克期,即损伤节段以下的脊髓,其本身功能应当是存在的,由于损伤,致损伤节段和其以下脊髓功能暂时丧失,表现为感觉丧失,肌肉瘫痪,深、浅反射消失等下运动神经元损伤表现;待休克期过后,损伤平面以下脊髓功能恢复,则其支配之肌张力增加,腱反射恢复,由于失去上运动神经元控制,表现为反射亢进,及出现 Babinski 等病理反射。脊髓休克期的长短,依损伤平面和损伤严重程度而定,在颈脊髓严重损伤,脊髓休克期可长达 8 周～2 个月,而胸段脊髓损伤的脊髓休克期则短得多,肛门反射及阴茎海绵体反射的出现,表示脊髓休克期将过,待下肢腱反射出现,肌肉张力增高和痉挛,则常需更长的时间。

(2)神经学检查

1)神经平面即截瘫平面,依据感觉平面和运动平面而定。在一些患者特别是颈脊髓、胸腰段及腰椎、身体左右两侧的平面常是不一样的,因而应左右两侧分别记录,即左侧感觉节段、右侧感觉节段、左侧运动节段、右侧运动节段。感觉平面指该侧正常感觉功能的最低脊髓节段,运动平面则指正常运动功能的最低节段。感觉减退及肌力减低节段均不是正常节段,而是截瘫平面以下的节段,是部分功能保留即部分神经节段的支配区。

2)感觉检查:应检查上肢躯干及下肢共 28 个皮区的关键点,如 C_3 为锁骨上窝,C_4 为肩锁关节顶部,T_1 为肘前窝尺侧,T_2 为腋窝,T_3 以下为同序数肋间。每个关键点应检查轻触觉与针刺痛觉,以缺失为 0,障碍为 1,正常为 2 来记录与评分。

3)运动检查:推荐检查 10 对肌节中的关键肌。自上而下按肌肉分级,C_4 为三角肌,C_5 为屈肘肌(肱二头、肱肌),C_6 为桡腕伸肌(包括肱桡肌),C_7 为肱三头肌,C_8 为中指屈指肌,T_1 为小指外展肌,L_2 为髂腰肌,L_3 为股四头肌,L_4 为胫前肌,L_5 为踇及趾长伸肌,S_1 为小腿三头肌。肌力按 0～5 级记录,评定分为无、减弱及正常。运动平面的确定是根据相邻的上一个关键肌的肌力必定在 4～5 级,表明这块肌肉受两个完整的神经节段支配,例如 C_7 支配的关键肌无收缩力,C_6 支配肌肉肌力 3 级,C_5 支配肌肉肌力为 4 或以上,则运动平面在 C_6 即以肌力为 3 级的神经节段为运动平面。

4)肛门括约肌及会阴感觉检查:此为美国脊柱损伤学会 1992 年修订脊髓损伤分类和功能标准所强调的一项检查。肛门括约肌的检查系带指套插入肛门中(略等片刻),问其有无感觉及令其收缩肛门,存在肛门括约肌收缩与肛门黏膜感觉及会阴部感觉者为不全脊髓损伤,消失者为完全性损伤。

(3)脊髓损伤严重程度的临床分级:2000 年美国脊柱损伤协会(ASIA)根据 Frankel 分级修订如下。

1)完全性损害:在骶段 S_4～S_5 无任何感觉和运动功能保留。

2)不完全性损害,在神经平面以下包括 S_4～S_5 存在感觉功能,但无运动功能。

3)不完全性损害:在神经平面以下存在运动功能,且平面以下,至少一半以上的关键肌肌力＜3 级。

4)不完全性损害，在神经平面以下，存在运动功能，且平面以下至少一半的关键肌肌力≥3级。

5)正常，感觉和运动功能正常。

注：3)和4)级除S_4～S_5有感觉或运动功能保留之外，还必须具备如下两点之一：①肛门括约肌有自主收缩；②神经平面以下有3个节段以上运动功能保留。

(4)截瘫平面高于骨折脱位平面：通常脊椎骨折或骨折脱位损伤其同平面的脊髓与神经根，截瘫平面与脊椎损伤平面是一致的。虽然在病理学上，损伤节段脊髓内出血可以向上向下累及1～2个脊髓节，但因脊髓节段数比同序数脊椎的平面为高，例如对应T_{12}脊椎的脊髓节段为$L_{2\sim4}$，其脊髓内出血，一般不会高于T_{12}节段，故截瘫平面与脊椎损伤平面一致。但下列情况截瘫平面可以高于脊椎损伤平面2个脊髓节段。①胸腰段脊椎损伤，在完全性脊髓损伤中约有1/3可出现截瘫平面高于脊椎损伤平面的表现，根据45例具备此体征的手术探查中，发现脱位上方脊髓发生缺血坏死占33.3%，脊髓横断29.3%，严重挫裂伤27.3%，脊髓液化囊肿与硬膜外血肿各6%，说明脱位上方的脊髓损害严重，缺血坏死的原因可能系位于胸腰段的大髓动脉损伤所致，因其常供养下胸段脊髓。因此，出现截瘫平面高于脊椎损伤平面，表示脊髓遭受严重损伤，恢复之可能甚小，现在MRI检查可证明此种情况。②腰段神经根损伤，腰椎侧方脱位，可牵拉损伤神经根，当上位腰椎向右脱位时，则牵拉对侧即左侧的神经根，可以是同平面神经根，亦可为上位椎神经根，则截瘫平面高于脊椎损伤平面，神经根损伤较脊髓损伤恢复之机会为多，如有恢复则此体征消失。

四、影像学检查

1.脊柱骨折的X线和CT检查

X线检查为最基本的检查手段，正位应观察椎体有无变形，上下棘突间隙、椎弓根间距等有无改变；侧位应观察棘突间隙有无加大。测量：①椎体压缩程度；②脱位程度；③脊柱后弓角，正常胸椎后弓角不大于10°，在颈椎及腰椎为生理前突。

根据X线片脱位程度间接来估价脊髓损伤程度。在胸椎，脊椎脱位达Ⅰ度以上，多为完全脊髓损伤，鲜有恢复；而在颈椎及腰椎，则X线片上严重程度与脊髓损伤程度可以不完全一致。

CT检查可见有无椎板骨折下陷，关节突骨折，爆裂骨折骨折块突入椎管的程度，以该骨折块占据椎管前后径的比值算，占1/3以内者为Ⅰ度狭窄，1/2者为Ⅱ度狭窄，大于1/2者为Ⅲ度狭窄。Ⅱ度、Ⅲ度狭窄多压迫脊髓。在急性期过后，为检查脊柱的稳定性，应摄前屈和后伸脊柱侧位片，如上下相邻椎体的前缘或后缘前后移位大于3mm，即为不稳定的征象。

2.伴有脊髓损伤的影像学检查

除上述脊柱骨折检查外，应行磁共振成像(MRI)检查。MRI可清晰显示脊椎、椎间盘、黄韧带、椎管内出血及脊髓的改变。脊椎骨折脱位、脊髓损伤行MRI检查的意义有以下三个方面。

(1)显示压迫脊髓的因素及部位：常见的压迫因素有①爆裂骨折向后移位的骨折片或脱位椎下方的椎体后缘；②椎间盘突出。约有一半病例其压缩骨折椎的上位椎间盘向后突出压迫脊髓；③压缩骨折椎体的后上角突入椎管压迫脊髓。常系不全截瘫，解除压迫有助于恢复；

④椎板下陷压迫脊髓，极少见到。

(2)显示椎管狭窄程度：在矢状位横扫，可见椎管狭窄程度亦即对脊髓压迫程度，特别是脊柱后弓角对脊髓的压迫，并显示出压迫的长度及范围，作为减压的指导。

(3)显示脊髓损伤改变

1)急性脊髓损伤的MRI表现有三型：a.出血型：脊髓成像中有较大的中心低信号区，表明灰质出血细胞内的去氧血红素。周围绕以高信号区，表示脊髓水肿；b.水肿型：脊髓伤区呈现一致高信号；c.混合型：表现为脊髓内混杂高低不匀信号。此三型中，水肿型损伤较轻，有较高的(60%以上)恢复率，而混合型的明显恢复在38%，出血型恢复率最低，仅20%。

2)陈旧性脊髓损伤：脊髓损伤晚期其组织学改变，在MRI的表现不同。脊髓中囊腔，MRI亦显示囊腔；脊髓内坏死软化，胶质组织疏松，MRIT1为低信号；脊髓内白质组织胶质化与软化灶混在者，MRI为斑点不匀信号；脊髓缺血胶质化萎缩，MRI表现为近正常稍高信号，但较正常脊髓为细。表6-1显示一组76例陈旧脊髓损伤MRI表现与神经功能的关系。

表6-1　陈旧脊髓损伤的MRI表现(T_1加权成像)

截瘫	例数	受压正常信号	不匀	低信号增粗	很低信号	囊腔	萎缩
全瘫	40	—	1	19	4	大3	长13
不全瘫	36	16	11	6	—	小2	短1
合计	76	16	12	25	4	5	14

脊髓损伤MRI表现与治疗预后之关系：脊髓信号正常但受压迫者，于减压后可大部分恢复；脊髓信号不匀者，减压治疗可恢复Frankel 1级；低信号增粗，很低信号，脊髓萎缩变细者均无恢复；囊腔不论大小，治疗后亦无明显恢复。对脊髓损伤程度的判断及对预后的估价，以临床神经学与诱发电位及MRI检查三者结合，最有参考及指导意义。

美国急性脊髓损伤研究3(NASCI3)在北美10个医疗中心治疗急性脊髓损伤(SCI)499例，其中191例在72小时内做了MRI检查，其结果与临床SCI损伤程度关系见表6-2。

表6-2　SCI后MRI表现与脊髓损伤程度

例数	MRI出血型(%)	挫裂伤(%)	水肿型(%)
男162	16.7	27.8	42.0
女29	20.7	20.7	34.5
SCI程度完全伤75	26.7	33.3	46.7
不完全伤87	13.8	23.1	41.4
无伤29	3.4	20.7	24.1

上述统计虽然数量不小，但系多中心病例，根据我们的观察，MRI表现有重要参考价值。

五、电生理检查

1.体感诱发电位(somatosensor evokedpotential，SEP)检查

上肢检查正中神经、尺神经及桡神经，下肢检查股、胫后及腓总神经。根据312例行皮质感觉诱发电位(CEP)检查结果。179例完全截瘫，CEP未引出者占97.8%，假阳性为2.2%。

133 例不全截瘫病例中,CEP 表现潜伏期延长或波幅降低者 96.25%,假阴性 3.75%,诊断较为准确。在颈脊髓损伤,C_5 节段存在,正中神经 CEP 可引出;C_6 节存在,桡神经 CEP 可引出;C_7 节存在,尺神经经 CEP 可引出。在颈髓伤及中央型损伤中,尺神经 CEP 受损最重。在胸腰段脊椎脊髓损伤,CEP 检查有重要意义,此段脊髓圆锥、腰骶神经根混合存在,股、胫、腓 3 根神经 CEP 均引出,表明脊髓与神经根损伤均不完全,有恢复可能;三者 CEP 均引不出,表明脊髓及神经根均损伤严重且无恢复。股神经 CEP 可引出,胫、腓神经 CEP 引不出者,表明腰神经根不全损伤有恢复,而脊髓损伤无恢复。在急性脊髓损伤,伤后 12 小时以后引不出 CEP 者,表明为完全性脊髓损伤。癔症瘫痪的 CEP 均为阳性,CEP 检查有鉴别诊断及估价预后的意义。

2.运动诱发电位(motor evoked potential,MEP)

CEP 检查只代表脊髓的感觉通道有无传导功能,MEP 则系刺激大脑皮质通过脊髓运动通道(锥体束),在其支配之上肢肌或下肢的相应肌肉引起收缩,以肌电图形式检出。MEP 的引出表明脊髓运动通道功能存在。脊髓损伤时,感觉通道与运动传导束相同破坏者,CEP 可以代表;而二者不同损害者,则需分别检查 CEP 与 MEP 才代表整个脊髓功能情况。

Curt 和 Dietz 指出,正中神经和尺神经 SEP 正常者,90%手功能正常;正中神经 SEP 一半为病理性,尺神经 90%为病理性者,手有被动功能;而正中神经、尺神经 SEP 均消失者,手无功能。MEP 亦可预测手功能,外展小指肌 MEP 代表手内在肌,急性 SCI 测不出小指展肌和肱二头肌 MEP 者,手无功能或仅有被动功能。

下肢功能:胫后神经 SEP 消失者预后差,可引出者 80%以上在 1 年内恢复下肢活动;80%不全截瘫可引出胫前肌病理性 MEP,伤后 4 天可引出胫前肌 MEP 者预后较好。

膀胱功能,男性检查阴茎 SEP,女性检查阴部 SEP,可引出 SEP 者,表示膀胱功能预后较好。

六、脊髓损伤的治疗原则和非手术治疗

1.治疗原则

①尽早治疗:根据前述脊髓损伤的病理改变,治疗应是越早越好,伤后 6 小时内是黄金时期,24 小时内为急性期。②整复骨折脱位,给脊髓减压并稳定脊柱:骨折块或脱位椎压迫脊髓,应尽早整复骨折脱位恢复椎管矢状径,则脊髓减压;存在椎体骨折块、椎体后上角或椎间盘突出压迫脊髓者,需行前方减压。稳定脊柱详见下述。③治疗脊髓损伤:Ⅲ级以下不全损伤,无须特殊治疗。完全损伤与Ⅰ、Ⅱ级不全瘫,由于脊髓伤后出血、水肿及许多继发损伤改变,需要进行治疗,才能争取恢复机会。④预防及治疗并发症:包括呼吸系、泌尿系及压疮等并发症。⑤功能重建及康复:主要为截瘫手及上肢的功能重建和排尿功能重建。

2.药物治疗

大剂量甲泼尼龙注射治疗(megadose of methylprednisolone,MP),于伤后 8 小时内应用于完全脊髓损伤和较重不完全损伤,ASIA 已将 MP 列为 SCI 后的常规治疗,于患者到急诊室即开始应用,首次剂量 30 mg/kg,15 分钟静脉输入,间隔 45 分钟,然后 5.4 mg/(kg·h)静脉滴注持续 23 小时。如在伤后 3 小时内应用,则 24 小时治疗即可,在伤后 3~8 小时治疗者,可再继续 5.4 mg/(kg·h)24 小时,共计治疗 48 小时,其作用主要是针对脊髓损伤后的继发损

伤,如对抗氧自由基等。

另一作用于 SCI 后继发损伤的药物是神经节苷脂,商品名为 GM-1,在急性期用量为 40～100 mg/d,连续 20 日。由于应用较晚,效果不及 MP。

3.牵引复位,详见下述

七、各部位脊柱骨折的治疗

1.上颈椎损伤

(1)寰椎前后弓骨折(Jefferson 骨折):头顶受垂直暴力,枕骨髁向下撞击寰椎,致其薄弱处前后弓骨折,由于环形结构不缩小,多无脊髓损伤。患者头颈疼痛,可以有枕大神经(C_2)刺激或损伤症状,通过 X 线轴位片及 CT 检查可明确诊断,治疗为头颈胸石膏或 Halo 架固定 12 周或者以上。

(2)寰枢脱位齿突骨折或无骨折:多由屈曲暴力引起,寰椎横韧带断裂齿突无骨折,寰椎向前脱位,常于齿突与寰椎后弓间压迫脊髓;在齿突骨折者,可随同寰椎一同向前移位,其压迫脊髓较前者为轻。齿突骨折分为尖部骨折、基底骨折及经椎体骨折,分别为Ⅰ、Ⅱ、Ⅲ型骨折,后者复位后易于愈合,而基底骨折由于齿突血供不丰富而愈合迟延或困难。患者头颈疼痛,不敢转动,摄开口正位和侧位 X 线片及 CT 检查可明确诊断。

处理:寰枢前脱位或齿突骨折寰枢前脱位压迫脊髓时,因严重者脊髓完全损伤多立即呼吸停止而死亡,故来院救治者多为不全四肢瘫。应用颅骨牵引或 Halo 架牵引治疗,将头后仰以使寰椎复位及齿突骨折复位,牵引 3 周后,摄 X 线片证实复位满意,神经症状缓解后,可换头颈胸石膏固定或 Halo 架固定 3 个月。或于复位后行前路经枢椎体寰椎侧块螺钉固定术。对齿突基底骨折不愈合者,应行寰枢后弓牵拉钢丝与枢椎行内固定并植骨融合,齿突骨折无脱位或复位满意后,亦可经颈椎前路用空心螺丝固定。

Osman 教授对Ⅱ型齿突骨折 32 例,用支具保守治疗,78.4%颈椎稳定,69.1%无痛。

3 周以上陈旧性寰枢关节脱位压迫脊髓者,仍可行颅骨牵引复位。对不能复位者,处理之选择有:①对单纯寰枢关节脱位,齿突压迫脊髓严重者(经 MRI 或脊髓造影证实),可经口行寰椎前弓与齿突切除(用气钻)及侧块与枢椎融合;对寰椎后弓压迫脊髓严重者,行寰椎后弓切除减压,枕 C_2、C_3 植骨融合术。②对齿突骨折寰枢关节脱位骨折已愈合者,主要由于寰椎后弓压迫脊髓,应行后弓切除枕颈融合。

(3)枢椎椎弓根骨折(traumatic spondylolisthesis of the axis):多由后伸压缩或分离暴力所引起,枢椎椎弓向后移位而椎体可向前滑移,多无脊髓损伤。但绞刑架损伤系由于持续暴力致脊髓损伤立即呼吸停止而死亡,X 线片可见枢椎弓根处发生骨折。处理为石膏固定或 Halo 固定架 12 周,对椎体移位大者牵引复位;对椎弓根不愈合者,行后路 $C_{1\sim3}$ 植骨融合或椎弓根螺钉固定。

(4)枢椎侧块骨折:多由垂直暴力引起,骨折块向外移位,开口正位 X 线片可见侧块与齿突间距加大,一般无神经症状,行石膏固定治疗。

2.下颈椎损伤

发生于 $C_{3\sim7}$ 椎节。

(1)压缩骨折:多无神经症状,应后伸复位并石膏固定 8～10 周。

(2)爆裂骨折:对伴有脊髓损伤者,行前路减压,于爆裂骨折的上及下位椎间盘各行环锯减压后,取出骨折椎体向后移位的骨块,行上下三椎间植骨融合;对不伴脊髓损伤者,用石膏或 Halo 架固定 8 周。

(3)骨折脱位:单侧脱位,面转向无脱位侧,X 线片椎体前脱位不超过椎体矢径的 25%,而双侧脱位可超过 25%,CT 显示可助诊断。对单侧脱位,可行手法复位,双手牵下颌控制头颅,牵引向脱位反向旋转,而后伸展复位,经 X 线片证实后,石膏固定。对双侧脱位之Ⅰ度、Ⅱ度者颅骨牵引,先垂直牵引,而后向后伸复位。对关节突起绞锁者,如合并脊髓损伤,宜选择手术复位;如用牵引复位,必须定时行 X 线检查,一旦牵开,立即后伸复位,减轻牵引重量,因持续牵引可加重脊髓损伤。对脱位者由于后方韧带断裂,复位愈合后,可发生不稳定,对此应行后路钢丝固定或侧块螺钉固定及植骨融合。

3.胸椎损伤

T_{10} 以上胸椎有胸廓保护,除非剧烈暴力,不发生严重脱位,但由于胸廓的存在,复位亦很困难。对 1/2 以内压缩骨折或爆裂骨折,未合并脊髓损伤者,可卧床 8 周或用石膏背心 8 周;对伴有脊髓损伤者应减压;对骨折脱位,可行过伸复位或手术复位。由于有胸廓保护,胸椎骨折脱位愈合后,一般均较稳定,可不行内固定及融合。

4.胸腰椎损伤

T_{11}~L_1 骨折,此段为脊柱骨折发生率最高之部位。

(1)压缩骨折:较严重的压缩骨折,脊柱后弓增加,骨折椎及上位椎的棘突较突出。Ⅲ度压缩常有其与上位椎棘间韧带断裂,触诊此间隙加大且压痛,甚者伴有背伸肌损伤,则该处肿胀压痛。压缩椎体的后上角受压而突入椎管压迫脊髓。X 线片测量包括:椎体压缩程度,脊椎后弓角及后上角突入椎管之程度。

处理:过伸复位。对Ⅰ度、Ⅱ度损伤,行快速复位。患者仰卧,于胸腰段置横带向上在床牵引架上悬吊,固定股部于床面,悬吊至肩部离床,吊半小时,摄侧位 X 线片,复位后,打过伸胸腰石膏背心。此种处理常可加重胸腰段骨折致肠蠕动抑制腹胀;优点是复位较好,可达 80%,石膏固定背伸肌锻炼 2 个月后带支具起床活动 1 个月。

对Ⅲ度骨折或Ⅱ度伴有棘间韧带断裂之骨折,为防止以后不稳定,可于局部麻醉下后正中入路,过伸复位固定,并植骨融合不稳定之间隙。后伸的标准为椎体前缘张开达 80%,脊椎后弓角消失,固定可选用 AF 钉、RF 钉等椎弓根钉设计。

(2)爆裂骨折:X 线片正位可见椎弓根间隙加宽,椎体横径可加宽,侧位断层可见爆裂骨折,CT 片可见骨折移位情况。对未合并脊髓损伤者,卧床 8 周,或石膏背心固定 8 周;对伴有脊髓损伤者,见后述处理。

(3)Chance 骨折:卧床 8 周或石膏固定 8 周。

(4)骨折脱位:不论脱位程度,凡骨折脱位者均为不稳定骨折,体征可见棘突间隙加大、压痛,甚者背伸肌损伤。X 线片应测量后弓角、椎体移位及压缩程度,骨折脱位大多合并脊髓损伤。

处理:对未合并脊髓损伤者,治疗原则为复位及固定。Ⅰ度、Ⅱ度脱位可于局部麻醉下俯卧过伸复位,然后过伸位石膏固定。后期观察如有不稳定者行植骨融合,亦可选择切开复位,内固定并植骨融合。

对合并脊髓损伤者处理见后述。

5.腰椎损伤

(1)对爆裂骨折、压缩骨折、Chance 骨折、骨折脱位之处理原则同胸腰段骨折。所以区分为 $L_{2\sim5}$ 段者,系因此段为马尾损伤,故未将 L_2 骨折归类于胸腰段中。腰段不稳骨折,应手术内固定并植骨融合。

(2)横突骨折:有的可合并有神经根牵拉损伤,根据该神经根支配的感觉区及肌肉运动可以诊断,多行保守处理,卧床休息数周。横突骨折移位小者骨折可以愈合,移位大者多不愈合,腰痛症状缓解后起床活动,需 4～6 周。

(3)峡部骨折:急性骨折,斜位 X 线片可以帮助确定诊断,治疗为卧床休息或石膏固定 8～10 周,可愈合,或用螺钉固定骨折峡部。

八、脊髓损伤的治疗

1.骨折脱位的复位要求

在伴有脊髓损伤的骨折脱位,其复位要求较单纯骨折者更为严格,因骨折脱位时对脊髓构成压迫者是脱位脊椎或骨折椎致椎管矢径减小,只有完全复位恢复了椎管的矢径,才能完全解除对脊髓的压迫,为其功能恢复创造条件,在整复胸椎或腰椎骨折或骨折脱位,应达到以下三项标准:①脱位完全复位;②压缩骨折椎体前缘张开达正常的 80%;③脊柱后弓角恢复正常,即胸椎不大于 10°,胸腰段为 0°～5°,而腰椎需恢复生理前突,颈椎亦需恢复生理前突。如在手术中达到:①脱位的棘突间隙,恢复到与上下者相同;②上下 3 个椎板在同一平面;③关节突关节完全重合,则基本达到上述三项标准。整复方法主要是依靠手术台调整。以人牵拉躯干与下肢达不到过伸;依靠术中固定器械,能做一定的调整;最主要且有效的方法是手术台过伸,使脊柱过伸,过伸 30°可使脱位完全复位,过伸 45°,才使椎体张开 80%及后弓角消失,颈椎应使头向后仰。

2.脊柱骨折脱位复位后

一般应采用内固定,恢复脊柱的稳定性,预防骨折再脱位给脊髓造成二次损伤,也有利于截瘫患者早期康复活动。

(1)内固定的选择:在 20 世纪 80 年代,对脊柱骨折脱位的后方固定多选用 Harrington 棒或 Lugue 杆固定,一般固定骨折椎的上与下各 3 个节段脊椎共 7 节段脊椎。虽然从生物力学角度,长节段固定的力学性质较好,但对脊髓损伤患者,此手术创伤较大。以后则设计出椎弓根螺钉及连接杆的短节段固定,其类型有 Dick 钉、Steffee 钉,90 年代后又有 RF 钉、AF 钉以及更好的 SDRH 钉等,后两者有部分复位作用,由于固定椎弓根及椎体达到三柱固定,较为合理。固定 3 节,最少 2 节。对单纯脱位,仅固定脱位间隙的上下椎节;对骨折脱位特别是爆裂骨折,椎体已骨折,需固定上下各 1 椎即 3 个椎节。椎弓根的进入点以横突中线上关节突外缘交界处为宜、向内倾斜 5°～15°,与椎体上缘平行,最好在 C 形臂可移动电视 X 线机监视下施行。

内固定要求:对爆裂骨折,应用分离固定,对分离压缩伤应加压固定。

(2)脊柱前固定:爆裂骨折行前方减压者,可行前固定,主要有钛制的 Morscher 带锁钢板、梯形钢板，用于颈椎前路固定；Z形钛钢板等用于胸椎、腰椎固定。带着这种内固定仍可行MRI检查。

(3)脊柱融合：颈椎骨折脱位，T_{11}～L_5骨折脱位，在行内固定后，应行植骨融合脱位间隙。虽然有人主张多节融合，但多数患者并不需要，而仅需融合脱位间隙。在未行椎板切除者，融合椎板与关节突；已行椎板切除者，融合关节突与横突。对爆裂骨折可仅固定不融合。

3.脊髓减压

减压的适应证：脊柱骨折或骨折脱位于复位恢复椎管矢状径后，脊髓即已减压，但下述情况需要减压：①爆裂骨折，后纵韧带断裂，骨折块突入椎管；②压缩骨折，椎体后上角突入椎管；③椎间盘突出；④椎板骨折下陷压迫脊髓；⑤无骨折脱位，颈脊髓损伤伴颈椎管狭窄者。

具有上述压迫脊髓者，应行减压。

减压方式的选择：常用的减压方式有三种。

(1)颈椎前路减压(anterior decompression and fusion of corvical spine)：适于C_3～T_1段损伤，椎体骨折块或椎间盘突出压迫脊髓者。行颈椎前入路、环锯减压并植骨融合，亦可加用前路钢板固定增加稳定性。

(2)后正中入路行椎板切除，经过关节突内侧椎弓根行脊髓前方减压，称经椎弓根前减压术(perpedicle anterior decompression)：适用于胸椎、腰椎及胸腰段的爆裂骨折、椎间盘突出及椎体后上角压迫脊髓者。此手术的优点是创伤较小，可探查脊髓及神经根，并做后方固定及融合；缺点是不能直视下减压，需要有经验，有时减压不彻底。

(3)侧前方入路前方减压术(anterior decompression through antero-lateral approach)：在胸椎需剖胸经胸膜腔或剖胸胸膜外显露或肋横突切除术显露；在胸腰段需切开膈肌、胸腹膜外显露；在腰椎需侧腹切口，腹膜后显露。手术创伤较大，优点是直视下行脊髓前方减压及椎体间植骨融合，缺点是不能探查脊髓，取出内固定时手术亦较大。

此两者的选择因素：在胸椎损伤，特别是上胸椎脊髓损伤，本身亦易发生胸部并发症，再用剖胸显露，术后发生并发症机会增多。胸椎本身较稳定，用经椎弓根前减压，一般均能达到目的。在腰椎损伤，其椎管较宽大，又是马尾损伤，经关节突内侧椎弓根前减压，视野较清楚，不需要选择腹膜后显露。只有胸腰段损伤，才可选用侧前方显露前方减压术。根据笔者经验选择前路或后路。

前减压的范围：根据术前CT或MRI检查，不同损伤其减压范围有所不同：①对颈椎椎间盘突出，减压该椎间隙；②对爆裂骨折，减压达该椎体上下缘；③对椎体后上角突入椎管，多伴有椎间盘突出，少数病例还可伴有上位椎体下缘小骨折，亦向椎管突出，对此应将骨折椎上4/5、上位椎间盘及上位椎体下缘切除减压。

除上下范围外，还有左右范围，从一侧前减压时，对侧有减压不足的可能，此时应从对侧将椎体后缘切断，使之塌陷减压。

(4)椎板切除减压(laminectomy)：适于椎板骨折下陷压迫脊髓者。扩大半椎板减压适于颈椎管狭窄者。

于脊髓减压的同时，可以考虑局部冷疗，其适应证是局部硬膜内肿胀明显，轻触硬膜张力很高，且在伤后24小时之内，至晚48小时内，可先行硬膜外冷疗，方法是以0～10℃生理盐水局部灌洗，最好置以进管与出管，灌洗20～30分钟，则肿胀消退，其目的是减轻水肿及继续出血，冷疗需维持12～24小时为佳，如仅维持3小时，则停止冷疗后，肿胀复发，有可能影响脊髓功能恢复，故于关闭切口后，留置进出管，继续冷疗至12～24小时。

4.不同类型脊髓损伤的治疗

(1)中央脊髓损伤：视MRI脊髓有无受压迫而定，对椎管矢径不狭窄，脊髓无受压迫者，应颈部外固定，用MP，而有椎管狭窄者，行后路扩大半椎板切除减压，由前方椎间盘突出压迫者，行前路减压与固定。

(2)无骨折脱位脊髓损伤：有椎管狭窄者行扩大半椎板切除减压。

(3)前脊髓损伤由椎间盘突出压迫或爆裂骨折压迫者，行前路减压。

5.马尾损伤的修复马尾断裂

马尾神经虽无外膜，但其纤维已是周围神经，临床及实验研究证实，马尾修复后可以再生使截瘫恢复。因此，凡神经学及影像学检查疑为马尾断裂者，应手术探查予以修复。

(1)修复时机：伤后愈早愈好，7～10天内均可进行，过迟则恐马尾断裂处粘连一起，修复困难。

(2)马尾断裂修复的方法：在L_3椎间盘以上，马尾的排列呈圆形，以终丝为中心，前半为运动根，后半为感觉根数量众多，为64～72根，可以集群对合修复之；采用纤维素胶黏合或将后根较粗纤维，显微镜下缝合数根，以保持对合。在L_3椎间盘以下，由于马尾神经纤维数量减少而分散开，需分别缝合。神经根由前后根纤维组成，前根较粗为一根、在前内侧，后根较细为多根、在后外侧，以纤维素胶黏合修复前根及$S_{1\sim3}$神经。腰神经后根恢复较难。

6.陈旧性脊髓损伤的治疗

由于一些病例错过初期治疗之机会或初期治疗不够满意，因而在损伤后期仍需治疗。

(1)陈旧脊髓损伤病例存在之问题：①椎体压缩骨折，椎体后上角突入椎管或伴有椎间盘突出，向后压迫脊髓；②骨折脱位未能完全复位，下位椎体上缘压迫向前移位的脊髓；③爆裂骨折的骨折块突入椎管压迫脊髓；④脊椎骨折存在不稳定，压迫脊髓；⑤严重骨折脱位未复位，呈后弓角加大驼背畸形，压迫脊髓者。

术前应行脊髓造影或MRI检查，明确压迫脊髓的部位及上下范围。

(2)手术适应证：主要适用于不完全截瘫，各节段有所不同。

1)颈椎：不全截瘫者为明确适应证。对于全截瘫存在脊髓压迫者，如果同序数节段的神经根未恢复，例如C_5、C_6骨折脱位、C_5神经根未恢复，且MRI示C_5以上脊髓信号正常者，则减压后C_5甚至C_6神经根可能恢复，有利于手功能重建。

2)胸椎：仅适于不全瘫。对于全瘫，即使减压术后有一神经根恢复，对功能亦无济于事，手术无多大效果。

3)胸腰段：不全截瘫特别是感觉恢复好于运动恢复者，是明确适应证。对全截瘫，如损伤平面以上MRI脊髓信号正常，由于腰椎神经根与腰骶脊髓混合存在，脊髓损伤不能恢复，神经根受压解除压迫后，有可能恢复，特别是$L_{2\sim4}$神经根恢复，可使股四头肌、股内收肌恢复，有助于患者站立及步行。

4)腰椎：为马尾损伤，不全瘫存在压迫者，手术减压效果较好；即便是全瘫，如影像学检查马尾非断裂伤存在压迫者，亦应予以减压，有可能部分恢复。

5)严重驼背畸形：主要发生于胸腰段，常伴有神经根牵拉痛，多为全瘫。在中青年患者，带来的困难是不能仰卧，坐姿时上身前倾，需用手扶持股部才能维持，因而要求矫正。手术之目的是脊柱脱位复位，矫正驼背、缓解牵拉神经痛，以利于康复及提高生活质量。

(3)手术选择

1)颈椎：应选择前减压，除椎间盘突出可行环锯减压外，对椎体减压应行包括椎体及其上下椎间盘的长窗式减压，才较彻底。

2)胸椎：选择经关节突起内侧及椎弓根的前方减压术。

3)胸腰段：对已行椎板切除者，或有后方内固定者，应选择后正中入路经关节突内侧及椎弓根行前减压。对于未接受过手术者，可根据患者情况，如尚有椎间不稳定者，可行前外侧入路前方减压，并同时椎体间植骨融合。

4)腰椎：一般可行后正中入路经关节突内侧行前减压术，并可探查马尾。

5)胸腰椎严重驼背畸形：可选择后正中入路，次全脊椎切除或楔形椎体切除，整复脱位，矫正驼背畸形并前方减压及后方椎弓根螺钉内固定、脊柱融合术，不全截瘫可望进一步恢复，神经根牵拉痛大多可缓解。

第二节　颈椎创伤

一、概述

(1)美国每年报道有5万例颈椎或颈髓损伤，大多数颈椎或颈髓损伤患者为15～24岁男性。

(2)损伤机制：最常见的原因是机动车事故(40%～56%)，其他原因有高处坠落伤(20%～30%)、枪伤(12%～21%)、运动创伤(6%～13%)。

(3)中段颈椎(C_4～C_6)是最容易受伤的节段。

二、患者评估

(1)详细了解患者病史，包括受伤机制，并注意发现有无其他合并伤。

(2)在受伤现场就要及早发现有无颈椎损伤，患者佩戴颈围，使用脊柱搬运板搬运患者，迅速转运至急诊科，由专门的创伤复苏小组评估气道是否畅通，以及呼吸、循环情况，拍摄全脊柱的正、侧位片。

(3)药物治疗：急性脊髓损伤可使用大剂量甲泼尼龙治疗，开始时按30mg/kg给药，使用时间15min，然后按5.4mg/kg静脉滴注给药，使用时间如下。

1)距离受伤3 h以内——持续24 h。

2)距离受伤3～8 h——持续48 h。

3)距离受伤超过8 h——不使用该方法治疗。

最近有报道质疑其疗效，例如加拿大脊柱协会不再推荐该方法的使用。

三、上颈椎损伤

(一)枕骨髁骨折

该损伤极少见,1/3 为寰枕关节脱位的合并伤,其诊断往往通过头颅 CT 扫描无意发现,可能会合并有韧带损伤、颅内血肿及神经功能受损。

治疗:一般使用坚强的支具或 Halovest 架外固定 3 个月,3 个月后拍摄屈曲—后伸动力位片,如果仍不稳定则行枕颈融合术。

(二)寰枕脱位

寰枕脱位不稳定,往往为致命伤,幸存者经常会遗留严重的神经功能障碍,受伤机制为头部遭受强大的扭转或屈伸暴力,所有的韧带结构完全断裂。

影像学诊断:根据 Harris 线判断。

治疗:闭合复位,行枕颈融合术。

(三)C_1～C_2 半脱位

1.人群

小孩较成人更常见

2.常见主诉

颈痛、伴有明显的斜颈畸形,枕下区疼痛,颈椎旋转受限,可能合并有齿状突或寰椎骨折。

3.寰椎横韧带断裂的判断

(1)寰齿前间隙为 3～5mm 表明横韧带断裂。

(2)7～8mm 表明韧带结构完全断裂。

(3)超过 10mm 会造成脊髓受压。

4.治疗

如果不稳定范围在 3～5mm,使用 Halo 架或坚强的支具外固定 2～3 个月,如果不稳定超过 5mm,则行 C_1～C_2 融合术。

5.寰枢椎旋转固定

头偏向固定的一侧,但下颌以及 C_2 棘突指向另一侧。

(四)寰椎骨折

(1)轴向暴力造成寰椎环破坏,由于该处椎管较宽,神经损伤很少见。可能合并有脑神经损伤。

(2)行张口位齿状突正位片检查,注意 C_1、C_2 侧块的位置关系,如果两侧侧块移位共计超过 6.9mm 提示横韧带断裂。可先行 Halo 架外固定 2～3 个月以使寰椎骨折愈合,骨折愈合后如果发现寰齿前间隙超过 5mm,应再行 C_1～C_2 融合术。

(3)治疗:如无移位,使用颈椎支具外固定 3 个月;如存在移位或延迟愈合,则使用 Halo 架外固定 3 个月;骨折不愈合则行后路 C_1～C_2 融合术。

(五)齿状突骨折

1.Ⅰ型

尖部撕脱骨折,少见。骨折稳定,使用颈围保护即可。

2.Ⅱ型

齿状突基底部骨折，向前移位（屈曲损伤）较向后移位（后伸损伤）更为常见。

（1）不愈合率为20％～80％，危险因素有：①年龄＞50岁；②移位超过4mm；③向后成角。

（2）治疗：①Halo架牵引复位，如果复位可以接受，Halo架外固定12周，后改用颈围固定6周；②C_1～C_2融合的指征：延迟愈合或不愈合、Halo架外固定治疗出现再次移位、骨折不愈合的风险很高（移位＞4mm、老年患者）；③齿状突骨折合并C_1环骨折的治疗选择：进行后路C_1～C_2螺钉固定或前方齿状突螺钉固定；或先使用Halo架外固定使C_1愈合，如果C_2不愈合则进一步行C_1～C_2融合术。

3.Ⅲ型

经椎体骨折，骨折无移位可使用颈围或Halo架外固定，如存在移位则使用Halo架外固定3个月。

（六）创伤性枢椎滑脱（Hangman骨折）

1.损伤机制

急性过伸损伤。

2.分型

（1）Ⅰ型：移位＜3 mm。

（2）Ⅱ型：移位明显（＞3 mm），且成角＞11°。

（3）ⅡA型：移位较小（＜3 mm），但成角＞11°。

（4）Ⅲ型：合并有C_2～C_3关节突关节脱位。

3.治疗

（1）Ⅰ型：佩戴Halo架12周。

（2）Ⅱ型：颈椎牵引复位并促进骨痂形成，佩戴Halo架10～12周。

（3）ⅡA型：后伸复位，然后使用Halo架外固定。

（4）Ⅲ型及晚期不稳定/骨不连：前路C_2～C_3融合术，或后方螺钉内固定（C_2～C_3侧块钢板）。

（七）下颈椎损伤

使用Allen-Ferguson下颈椎分型，该分型基于损伤机制，有助于对损伤生物力学的理解，详见表6-3。

表6-3　下颈椎骨折分型（Allen-Ferguson）

类　型	表　现
屈曲-压缩型	前柱受压破坏；后柱被牵张
垂直压缩型	爆裂骨折
屈曲-牵张型	关节突关节脱位
后伸-压缩型	后柱压缩；前柱牵张
侧方屈曲型	不常见
后伸-牵张型	椎间隙变宽和(或)上位颈椎向后滑脱

四、各种损伤的治疗

（一）单侧或双侧关节突关节脱位

（1）尽早进行颈椎牵引、获得复位，此后行融合术。

（2）如果患者清醒、配合较好，尝试复位后可行IRI检查。

（3）如果患者不太清醒或醉酒，在进行复位前应行IRI检查排除有无合并颈椎间盘突出。

（二）关节突关节脱位合并颈椎间盘突出

（1）闭合复位很危险，可能会使神经功能受损进一步加重。

（2）第一步先行前路颈椎间盘切除及融合术，再行后路手术。颈椎最终的融合固定方式可为前路植骨、前路钢板内固定，也可行前路植骨、后路内固定。

（3）如果关节突关节骨折引起神经根损伤，需要后路手术清除移位致压的骨折碎片。

（三）C_3～C_7 椎体骨折

1.楔形压缩性骨折

（1）如果骨折部位后方结构完整，用颈围外固定6周。

（2）如果压缩明显或后方结构不完整，用Halo架外固定。

（3）如果有严重后凸成角或晚期不稳定，则需行后路融合术。

2.泪滴样骨折

（1）由于存在明显的骨破坏及前方韧带复合结构断裂，因此该骨折通常不稳定。

（2）后方韧带往往也同时有破坏。

（3）治疗：后路融合。

3.棘突骨折（Clay-Shoveler骨折）

（1）稳定的屈曲损伤，为撕脱骨折。

（2）治疗：颈围外固定即可。

4.软组织损伤

（1）后伸——加速“挥鞭”样损伤

1）累及前纵韧带、前方肌肉和椎间盘。

2）症状：颈痛，头、肩、上臂牵涉痛，吞咽困难，眼部症状、头晕和颞下颌关节不适。

3）治疗：急性期颈支具外固定，如果晚期颈椎病症状明显需要手术治疗。

（2）屈曲——减速损伤

1）会引起肌肉扭伤和耳大神经牵拉伤，棘间韧带、关节囊撕裂，后纵韧带和椎间盘后部损伤。

2）治疗：首先非手术治疗，如果White评分为不稳定且有症状，则行后路钢丝固定和融合。

第三节　胸椎退行性疾病

一、概述

（1）胸部疼痛病因很多，病因见表6-4。本病发病率约为15%，发病年龄大多为40～60

岁。临床可表现为神经根性症状,也可为脊髓压迫症状。由于胸椎管相对较小,脊髓的轻度受压也会有明显的症状表现。神经根性疼痛往往会有相近肋骨的放散痛。

表 6-4　胸痛的鉴别诊断

分　类	病　因
心血管	心绞痛 心肌梗死 二尖瓣脱垂 心包炎 主动脉瘤
肺	肺炎 肺癌 胸膜炎 肺栓塞 胸腔积液
纵隔	食管炎 肿瘤
腹腔	肝炎 腹腔脓肿 胆囊炎
胃肠道	消化道溃疡 食管裂孔疝 胰腺炎
腹膜后	肾盂肾炎 肾结石 动脉瘤
神经病变	脊髓内囊肿/肿瘤 脱髓鞘病变 横贯性脊髓炎
感染	骨髓炎 椎间盘炎 硬膜外脓肿 结核
创伤	脊柱压缩性骨折 肋骨骨折

续表

分类	病因
肿瘤	转移瘤 多发性骨髓瘤 硬膜内肿瘤
代谢性疾病	骨质疏松 骨软化症 Paget 病
其他	带状疱疹 风湿炎症性疾病 风湿性多肌痛

(2)辅助检查

1)MRI 是最有用的检查方法，能显示椎间盘蜕变、突出及椎管受压的程度，但有一定的假阳性率。另外，MRI 检查有助于排除脊柱感染和肿瘤的诊断。

2)脊髓造影/CT 脊髓造影：可更准确地显示椎管受压情况。

(3)胸椎管狭窄症，其病因包括

1)后纵韧带骨化：常见于亚洲人群。

2)黄韧带骨化：会导致脊髓后方受压，需进行后路胸椎管减压术。

3)胸椎骨关节病。

二、胸椎间盘疾病的治疗

(一)非手术治疗

如患者无脊髓受压症状，至少要先进行非手术治疗 6 个月。可以口服非甾体抗炎药、运动锻炼、肌肉锻炼和心血管功能锻炼、根据需要进行理疗。

(二)手术治疗

1.适应证

(1)胸椎椎间盘突出伴脊髓受压。

(2)对仅有神经根，性疼痛，但无脊髓受压症状的患者，至少先非手术治疗 6 个月，疗效不佳方考虑手术。

2.手术技术

(1)单行后路胸椎板切除减压术不恰当。

(2)经肋-横突切除入路可用于治疗后外侧胸椎间盘突出。

(3)大多数病例需行前路手术，伴或不伴融合术。下述情况建议进行融合手术：背痛明显、脊柱不稳、椎间盘或骨切除减压后发现有医源性脊柱不稳、存在后凸畸形。

(4)对存在后凸畸形的病例可进行前路内固定。

(5)胸腔镜下胸椎间盘摘除术可以减低手术并发症发生率，但对医生手术技术要求很高，学习曲线陡峭。

第四节 腰椎管狭窄症

一、概述

(1)本病一般50岁以上患者多见,男性多于女性,常与椎间盘蜕变有关。

(2)定义:椎管、侧隐窝、椎间孔狭窄引起神经结构受压,并引起神经源性跛行或神经根性症状,分别称为中央椎管狭窄、侧隐窝狭窄及椎间孔狭窄。

(3)需注意:只有在具有临床症状的前提下,影像学上的腰椎管蜕变性狭窄才有意义。

二、分型

1.先天性

通常为发育性,主要为中央型椎管狭窄。

(1)特发性。

(2)侏儒症(软骨发育不全)。

2.获得性

(1)蜕变性狭窄

1)中央型椎管狭窄:下关节突关节、黄韧带肥大,椎间盘膨出引起中央椎管狭窄。

2)侧隐窝狭窄:上关节突关节和黄韧带增厚肥大,主要引起侧隐窝狭窄。

3)椎间孔狭窄:椎间孔变窄。

(2)退行性滑脱:$L_4 \sim L_5$ 节段多见,L_5 神经根被 L_4 的下关节突及 L_5 椎体后缘所卡压。

(3)综合性:退行性、先天性椎管狭窄情况下再出现腰椎间盘突出。

(4)医源性:椎板切除术后、脊柱融合术后、椎间盘手术后。

(5)脊柱创伤后椎管狭窄。

(6)其他原因,如Paget病、氟中毒。

三、发病机制

(1)某些形态的椎管容易发生椎管狭窄,腰椎管约有三种形态:圆形、卵圆形、三叶形(15%),其中三叶形椎管好似拿破仑帽样,容易出现侧隐窝狭窄。

(2)椎间盘蜕变是重要的发病基础:椎间盘老化或蜕变,其内胶原含量、蛋白多糖和含水量改变。

(3)关节突关节亦受累:椎间盘蜕变后即会出现,发生关节软骨破坏、关节突关节肥大、骨赘形成及半脱位。

(4)脊柱为三关节复合体结构,在蜕变发展过程中,后方的两个关节突关节及前方的椎间盘均发生病理改变。

1)反复的旋转和压应力会引起三关节复合体的退行性变。

2)椎间盘会出现环状或辐射状的撕裂,并伴有高度丧失。

3)后方关节突关节将出现滑膜炎症、软骨破坏、骨赘形成,将引起关节囊松弛、黄韧带肥大或膨出以及关节失稳或半脱位。

4)三关节蜕变还引起脊柱节段不稳,可出现:脊柱退行性向前滑脱、向后滑移、退行性脊柱侧凸以及旋转半脱位,进一步加重病情进展。

(5)L_4 或 L_5 神经根最常受累。主要因为下腰椎所受压力及剪切力更大,椎间盘蜕变常发生在 $L_4 \sim L_5$ 和 $L_5 \sim S_1$ 节段,同时下腰椎椎弓根的下缘为凸面、而上腰椎为凹面,因此 L_4、L_5 神经根最易受累。

四、神经受压的解剖基础

中央椎管内有马尾和硬膜囊,侧隐窝内有上位神经根,椎间孔内有背根神经节(椎间孔)、椎间孔外有脊神经。

(一)马尾最常于椎间盘水平在中央椎管内受到前后方向上压迫

(1)前方致压因素为膨出的椎间盘。

(2)后方致压因素为黄韧带及关节突关节。

(二)神经根的压迫可能发生在多个解剖部位

1.入口区受压

(1)后外侧椎间盘突出压迫神经根。

(2)上关节突肥大压迫神经根。

2.中间区受压

峡部裂情况下,椎弓峡部增生的骨赘压迫神经根。

3.出口区(椎间孔)受压(图 6-1)

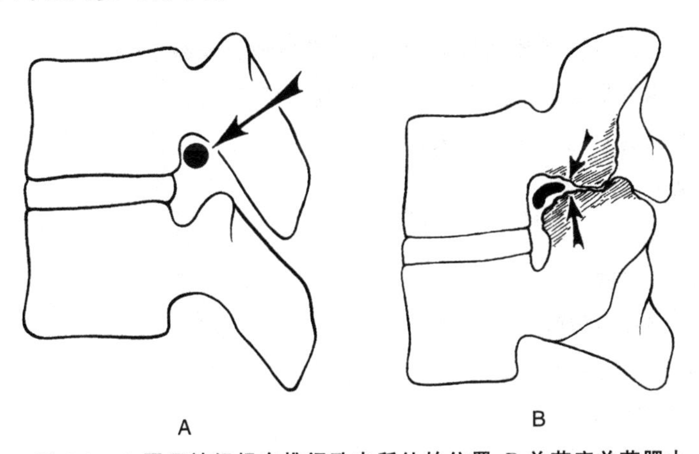

图 6-1　A.图示神经根在椎间孔内所处的位置;B.关节突关节肥大及上关节突关节骨赘增生会引起椎间孔狭窄、神经根受压

解剖毗邻关系:前方为椎体、椎间盘,上方、下方为椎弓根,后方为椎板峡部、黄韧带及上关节突尖部。

(1)极外侧型椎间盘突出将压迫椎间孔内的神经根。

(2)上关节突关节半脱位可能会将神经顶挤至椎弓根、椎体或膨出纤维环上引起压迫。

4.椎间孔外受压

(1)可见于极外侧型,或椎间孔外椎间盘突出症。

(2)远外侧卡压综合征(Far-outsyndrome):腰椎滑脱时,L_5 的横突和骶骨翼引起 L_5 神经根的卡压。

(3)横突的横行骨折或植骨块进入横突前方,可能引起脊神经受压。

五、腰椎管狭窄的影像诊断标准

1.中央椎管狭窄

绝对狭窄:腰椎管中央矢状径<10 mm。相对狭窄:10~13.5 mm。

2.侧隐窝狭窄

矢状径<3mm。

3.椎间孔狭窄

(1)椎间孔高度<15mm。

(2)椎间盘后部高度<3mm(神经根受压的可能性为80%)。

六、神经根损伤的病理生理机制

(1)机械压迫和炎症反应共同作用。单纯机械压迫不会引起疼痛,疼痛症状主要因炎症反应引起,炎症介质主要有磷脂酶 A_2、神经肽等。

(2)脊柱动态不稳。脊柱不稳引起椎管和椎间孔内神经组织反复损伤。

(3)神经的静脉瘀血。

(4)神经的动脉缺血。

(5)神经营养缺乏。脑脊液流动异常、梗阻引起神经营养缺乏。

(6)马尾神经受能承受压力的临界值。硬膜囊缩窄25%没有影响,但硬膜囊缩窄≥50%将出现运动障碍、体感诱发电位完全消失。

七、临床症状

(一)疼痛

(1)疼痛症状多种多样

1)可表现为单根神经根症状。

2)也可表现为双腿神经源性跛行。

3)也可表现为不典型的腿痛。

4)也可表现为马尾综合征。

(2)疼痛一般位于腰部、臀部以及下肢。

(3)站立及行走时疼痛加重。

(4)休息、弯腰及坐下时疼痛缓解。

(5)患者的病史对腰椎管狭窄症的诊断最为关键。

(二)50%患者有跛行症状

(1)必须排除血管源性跛行(表6-5)。

(2)血管源性跛行的特点

1)血管源性跛行其症状休息后缓解更为迅速。

2)弯腰动作血管源性跛行的症状不会减轻;骑车和爬山时由于腰椎处于屈曲状态,是不会发生神经源性跛行的。

3)但需要注意的是,有时血管性和神经源性跛行可能会同时并存。

表 6-5 血管源性跛行和神经源性跛行的比较

表现	血管源性	神经源性
出现跛行之前的正常行走距离	比较固定	每次变化不一
活动停止后症状缓解时间	迅速缓解	缓解较慢
疼痛缓解姿势	站立位休息即能缓解	需弯腰或坐下
爬坡	会出现疼痛	不发生疼痛
骑自行车	会出现疼痛	不发生疼痛
疼痛部位及放射	疼痛从肢体远端向近端发展	从近向远
肌肉萎缩	极少出现	有时会出现
腰背痛	不常见	常见
皮肤表现	可出现皮肤毛发脱落	正常

(三)体格检查

(1)往往缺乏客观体征。

(2)坐骨神经紧张的体征常为阴性。

(3)神经功能障碍可能存在也可能没有。

(4)最重要的体征是腰痛及腰椎活动度降低。

(5)应常规进行腹部及血管情况的彻底检查。

(四)辅助检查

1.X 线片

(1)可发现椎间隙狭窄或椎间盘蜕变表现。

(2)终板骨赘生成和硬化。

(3)关节突关节肥大或骨赘形成。

(4)骨性椎管或椎间孔狭窄。

(5)腰椎前凸减小或消失。

2.CT

本法有助于椎管、特别是侧隐窝和椎间孔的观察;脊髓造影检查有时会因椎管狭窄、造影剂显影阻断,阻断部位下方的部位无法显影观察,而 CT 检查亦能清楚观察到。

3.MRI 检查

(1)是检查腰椎管狭窄最好的方法。

(2)对软组织的观察非常清楚,但对骨组织的观察不及 CT。

八、鉴别诊断

(1)创伤(软组织扭伤、拉伤、脊柱压缩性骨折)。

(2)感染(脊椎骨髓炎)。

(3)风湿性炎性疾病。

(4)先天性疾病(软骨发育不全)。

(5)代谢性疾病(骨质疏松、Paget 病)。

(6)其他退行性疾病(腰椎间盘突出症、腰关节突关节综合征)。

(7)肿瘤(脊髓内肿瘤、骨肿瘤以及转移瘤)。

(8)神经疾病(周围神经疾病)。

(9)循环系统疾病(腹主动脉瘤、血管源性跛行)。

(10)肌筋膜综合征。

(11)精神问题。

九、治疗

(一)非手术治疗

(1)服用非甾体抗炎药。

(2)佩戴腰骶部软腰围。

(3)腰部屈曲锻炼。

(4)硬膜外或椎管内注射疗法。

(二)手术治疗

1.适应证

(1)马尾综合征。

(2)进行性肌力下降。

(3)腿痛非手术治疗无效,严重影响生活质量。

2.手术方法

(1)减压

1)中央椎管狭窄:行椎板切除减压术。

2)侧隐窝狭窄:潜行切除过度增生的部分上关节突。

3)椎间孔减压:行椎板切除及关节突潜行减压术后如果发现神经根仍紧张,可能需要再行进一步减压,以下是其他可能发生神经根卡压的部位。

- 上关节突与上位椎体后缘间构成致压。
- 上关节突与上位椎弓根间构成压迫。
- 上关节突或椎弓根与外侧膨出的纤维环间构成挤压。
- 下关节突和下位椎体之间致压(退行性腰椎滑脱)。
- L_5 横突和骶骨翼(远外侧卡压综合征)。

(2)腰椎管狭窄的同时,如果还存在以下情况时,建议进行融合术。

1)不稳定的脊柱退行性侧凸或后凸。

·侧凸或后凸角度进展。

·角度超过 20°。

·腰椎前凸丧失、脊柱矢状面失平衡。

·腰椎侧方滑移。

·弯度较柔韧。

·侧弯的凹侧有神经根性症状。

2)退行性腰椎滑脱。

3)医源性脊柱不稳。

4)双侧关节突关节切除超过 50%。

·一侧关节突关节完全切除。

5)同一节段或相邻节段椎管减压术后复发。

(3)运动功能保留手术:X-Stop(St.Francis Medical,San Franclsco,CA)手术已获得 FDA 批准,其适应证为神经源性跛行、弯腰可缓解;腰椎滑脱程度不能超过 1.5°。

第五节　腰椎滑脱症

一、定义

(1)腰椎滑脱症(spondylolisthesis):是一个椎体在另一椎体上的移位。

(2)腰椎峡部裂(spondylolysis):峡部的断裂,峡部是指上、下关节突之间的区域。

二、概述

1.遗传因素

(1)与峡部裂型脊柱滑脱相比(32%),发育不良型脊柱滑脱(94%)发病的家族因素更强。

(2)白种男性(6.4%)比黑人女性(1.1%)更多见,爱斯基摩人群中发病率较高(高达 45%)。

(3)严重发育不良型脊柱滑脱往往会合并骶骨脊柱裂及骨性结构的发育异常。

2.流行病学

(1)男性较女性多见。

(2)足球运动员、女子体操运动员及常需背负重物训练的士兵发生率很高。

(3)卧床、不能行走的患者中发生率低。

三、生物力学机制

(1)峡部骨质较硬,但对疲劳骨折敏感,特别是反复后伸应力。

(2)髋部屈曲挛缩,进而引起腰椎前凸加大时,峡部所受剪切应力增加。S_1 上关节突和 L_4 下关节突会对 L_5 峡部产生钳夹效应。

四、分型

(一)改良 Wiltse 分型(见表 6-6)

表 6-6 Wiltse 腰椎滑脱分型

分型	名称	简述	常累及节段
Ⅰ	先天性/发育不良	骶骨、第五腰椎椎弓、关节突关节发育不良	$L_5 \sim S_1$
Ⅱ	峡部裂性	椎弓根峡部缺损	$L_5 \sim S_1$
Ⅲ	退行性	关节突关节和椎间盘退行性改变	$L_4 \sim L_5$(90%)$L_3 \sim L_4$ 或 $L_5 \sim S_1$(10%)
Ⅳ	创伤性	除峡部骨折外的神经弓骨折	$L_5 \sim S_1$
Ⅴ	病理性	病变或全身代谢疾患改变	任何节段
Ⅵ	医源性	关节突关节、韧带、椎间盘或脊柱骨医源性损伤	任何节段

(二)Marchetti-Bartolozzi 腰椎滑脱分型

1.发育性

“骨钩”缺失,L_5 椎弓根、峡部、下关节突解剖形态异常。

(1)高度发育不良:骨结构严重异常、伴有明显局部后凸畸形;常见于 7～20 岁;腰椎代偿性前凸加大。

(2)低度发育不良:进展缓慢;通常无明显症状;椎间盘蜕变会加重运动节段不稳定。

2.获得性

(1)创伤性(急性创伤或慢性应力性骨折)。

(2)手术后。

(3)病理性。

(4)蜕变性。

五、各类脊柱滑脱的诊治(按改良 Wiltse 分型)

(一)先天性或发育不良型脊柱滑脱(14%)

1.流行病学

通常早期就会发生脊柱滑移。

1)最常见于青春发育高峰期。

2)发生率性别比例,女男比为 2∶1。

3)具有遗传因素,第一代直系亲属患病风险增加。

2.病因

(1)$L_5 \sim S_1$ 关节突关节先天性异常或发育不良。

1)关节突关节结构异常。

2)很早即出现脊柱滑移,但由于后方完整神经弓的限制,其滑移亦有限,但出现神经症状的概率较高(25%～35%)。

(2)峡部完整,但是发育不良或被拉长。

3.临床症状

(1)下肢放射痛,很少或完全无腰痛。

(2)马尾功能受损。

4.治疗

对先天性脊柱滑脱患者,如果滑脱不断进展,需要行减压及融合术。

(二)峡部裂型腰椎滑脱

1.流行病学

大多数发生在儿童和青年。

(1)7～20 岁常见。

(2)起病常与青少年发育高峰一致,10～15 岁疾病进展。

(3)最常见发生于 L_5～S_1 节段(95%)。

(4)通常无症状,也可能会出现腰痛和神经根性症状(L_5 神经根)。

2.临床表现

(1)髋及腰背前屈受限。

(2)腘绳肌紧张。

(3)臀部外形扁平(因骶骨变得垂直引起)。

(4)腰骶部后凸。

(5)腰椎代偿性前凸加大。

(6)骨盆前突。

(7)骨盆摇摆步态。

3.影像学检查

(1)峡部缺损:斜位片检查,注意观察“斯科特狗征”颈部有无断裂。

(2)按 Meyerding 标准进行滑脱分级,测量滑脱角度。

(3)注意 L_5 椎体楔形变,骶骨穹隆亦会变圆,在正位片上,表现为反“拿破仑帽”征。

(4)CT 扫描能够清楚发现峡部缺损和椎管狭窄情况。

(5)单光子发射断层扫描(SPECT)能够检测峡部缺损的代谢活性。

(6)使用 MRI 检查评估椎管狭窄情况:可能会出现“椎管变宽征”,提示双侧峡部断裂。

(7)影像学测量。

1)Meyerding 滑脱分级。

Ⅰ级:滑移 0～25%。

Ⅱ级:滑移 26%～50%。

Ⅲ级:滑移 51%～75%。

Ⅳ级:滑移 76%～100%。

Ⅴ级:滑脱≥100%。

2)滑脱角度(slipangle)的测量:L_5 上终板与骶骨后缘垂线之间的后凸角度,即为滑脱角。它是反应脊柱稳定性较为敏感的指标。滑脱角的纠正是脊柱滑脱手术复位非常重要的目标,相比之下,滑脱的纠正对获得满意的临床疗效并不重要。高度腰椎滑脱中,椎体间植骨融合有助于滑脱复位。

3)腰椎指数(lumbarindex):测量 L_5 椎体前后方向的楔形变,滑脱椎体前、后椎高的比值即为腰椎指数。

4.治疗

(1)锻炼(非手术治疗)

1)背部和腹肌功能锻炼。

2)腘绳肌牵伸锻炼。

3)如果加强锻炼后疼痛仍持续,可佩戴支具。

如果骨扫描或 SPECT 扫描阳性,提示通过制动、峡部断裂有骨愈合的可能。

(2)手术治疗

1)手术目的:消除疼痛;防止进一步滑脱;恢复正常姿势;防止神经功能损伤。

2)手术技术:峡部直接修复;伴或不伴减压的脊柱后外侧融合,根据情况进行滑脱复位、内固定,可以进行椎间融合。

(3)假关节形成

1)与非吸烟者(95%)相比,吸烟者(57%)融合率降低。

2)常见于仅行原位融合而未行内固定者,此时植骨块所受应力较大影响融合。另外 L_5 横突显露较为困难,影响植骨融合。

(4)滑脱进展:无内固定情况下,即使最终获得牢固融合,但其间 33%的病例会出现滑脱进展。其影响因素有:

1)滑脱程度高。

2)进行了 Gill 椎板切除减压术。

3)术后未行辅助外固定。

(5)高度滑脱复位后可能造成 L_5 神经根麻痹,因此严重的滑脱并不需要完全复位,最重要的是纠正后凸畸形。但滑脱复位能提高增加融合率。

(三)退行性腰椎滑脱

1.流行病学

(1)通常发生在 L_4~L_5 水平。

(2)女性比一般人群发病率高约 5 倍。

(3)症状通常 40 岁以后出现。

2.临床表现

(1)腰痛伴双下肢放射痛,50%患者有神经根性症状,通常出现在 L_5 神经根支配区。

(2)腰背部僵硬感少见,大多数患者腰部活动度反而加大。

(3)通常伴有椎管狭窄症状

1)下肢近端肌肉无力。

2)神经源性跛行:购物车征,向前弯腰症状缓解。

3.影像学检查

(1)X 线片

1)站立位行侧位片检查,比卧位不负重的检查对发现滑脱更敏感。

2)屈曲—过伸动力片:如果腰椎滑移超过 4mm 就可认为动态不稳定;成角变化超过 10°,也认为不稳定。

(2)CT 脊髓造影

1)可判断椎管狭窄程度。

2)可评估骨质疏松程度。

3)能清楚观察关节突关节肥大情况。

4)有助于发现穿行神经根被下位脊椎上关节突致压情况。

(3)MRI 检查

1)是检查椎间盘、韧带和神经结构的金标准。

2)提供神经结构受压的详细信息。

3)显示关节突关节滑液囊肿形成及黄韧带肥大情况。

4.治疗

(1)非手术治疗

1)短期卧床休息(1～2 天)。

2)非甾体抗炎药。

3)口服激素,但仅在腿痛急性恶化加重的情况下使用。

4)理疗:腰部活动度锻炼,有氧锻炼。

(2)手术治疗

1)适应证:腿痛较重、持续存在或反复发作;进行性的神经功能障碍。

2)治疗方案的选择见表 6-7。

表 6-7　成人腰椎滑脱的各种术式

手术	优点	缺点	并发症
椎板切除术	疼痛缓解迅速 避免腰椎融合带来的副作用	对脊柱不稳定未进行处理	滑脱加重(25%～50%)
椎板切除、后外侧融合术	如果获得了融合,脊柱滑脱将会停止进展	有脊柱融合失败的可能	与辅以内固定相比,不进行内固定其假关节形成率较高
椎板切除、融合及内固定	能增加融合率 能部分进行滑脱复位 允许广泛的减压 对高度腰椎滑脱可联合使用椎体间融合装置	手术时间较长增加了医疗费用	需要进行内固定装置入操作 增加了感染风险 有内植物松动移位或断裂的风险

(四)创伤性腰椎滑脱

(1)极为少见。

(2)因脊椎后部结构骨折引起,可能是严重多发创伤的一部分,要注意有无脊柱骨折或脱位。

（五）病理性腰椎滑脱

（1）一些全身骨病引起：骨质疏松和软骨病，因应力骨折不断发生、愈合，引起峡部拉长，出现脊柱滑脱不稳。

（2）Paget 病和成骨不全症引起。

（3）原发或转移肿瘤引起。

第六节　脊柱侧凸

一、分类

1.非结构性

姿势性、坐骨神经痛性、炎症性以及代偿性。

2.结构性（脊柱侧凸研究学会分类）

（1）特发性（85％）

1）婴幼儿（<3 岁）。

2）儿童（3～10 岁）。

3）青少年（10 岁至发育成熟）。

（2）神经肌肉型

1）神经病变：脑瘫、脊髓空洞症、脊髓灰质炎、脊髓性肌萎缩、Freidrich 共济失调。

2）肌病：关节挛缩、肌肉萎缩、营养不良性强肌直。

（3）先天性：脊髓纵裂、脊柱裂、半椎体、楔形椎、一侧分节不全伴对侧半椎体、阻滞椎。

（4）神经纤维瘤病。

（5）结缔组织疾病：马方综合征、Ehlers-Danlos 病。

（6）风湿疾病性。

（7）创伤后（骨折、手术后、放疗后）。

（8）脊柱之外其他组织的挛缩（烧伤、胸部手术引起）。

（9）骨软骨发育不良。

（10）感染。

（11）代谢性疾病。

（12）腰骶交界区畸形引起的脊柱侧凸。

（13）肿瘤。

二、青少年特发性脊柱侧凸

（一）病因

（1）神经肌肉方面的原因

1）已发现患儿存在肌纤维种类及肌梭的改变。

2）青少年特发性脊柱侧凸患儿发现有钙调蛋白（该蛋白调控肌肉收缩）水平上升、褪黑素（钙调蛋白拮抗药）水平降低。

(2)激素原因。

(3)结缔组织原因

1)弹力纤维及胶原纤维是支持脊柱的基本成分。

2)已发现患儿椎间盘胶原纤维/蛋白多糖存在异常。

(4)遗传因素：角度＞10°的脊柱侧凸中，女孩多见，发病率女：男为5：1。存在家族发病倾向(有家族史者，发病率增高20倍)，同卵双生儿一方患病、另一方患病概率为73%。有基因遗传因素(性染色体连锁遗传，不完全外显，表型多样)。

(5)褪黑素或羟色胺异常

(二)解剖学特点

(1)冠状面畸形：侧凸。

(2)矢状面畸形：胸椎后凸角度减少。

上述畸形的出现可能与患儿较正常小儿脊柱提早、过快的发育有关。

(3)横断面畸形：椎体旋转：棘突旋转指向凹侧，肋骨突出。

(4)胸弯分型(通常使用King分型，但该分型没有涵盖所有的胸弯类型)。

1)双主弯、右胸弯左腰弯(KingⅠ)：腰弯大于胸弯。

2)右胸弯、代偿性左腰弯(KingⅡ)：胸弯大于腰弯。

3)右胸弯(KingⅢ)：代偿性左腰弯没有越过中线。

4)胸腰椎右弯(KingⅣ)。

5)双胸弯(KingⅤ)。

(5)新出现的Lenke分型基于侧凸种类、腰弯修正型、胸椎矢状面角度三方面进行分型，更为全面。

(三)自然史和预后

1.流行病学

侧凸角度＞10°的脊柱侧凸发病率为25/1000(2.5%)，超过20°发病率为4/1000(0.4%)。

2.侧凸进展的有关因素

(1)角度大小：侧凸角度及旋转度数越大，进展的风险越高，如20°侧凸进展的可能性为20%，但40°进展可能性为60%。

(2)年龄：低龄发病是比性别或家族史更为重要的进展因素，脊柱90%的生长发育发生在青春期，该年龄段进展风险最高。

(3)反应骨骼发育成熟程度的Risser评分：1分或更低者进展的风险很高。

(4)侧凸包括的脊柱节段范围越短、越容易进展。

(5)部位：侧凸的部位越靠下，越容易进展(胸椎＜腰椎)。

(6)柔韧度：未成年人侧凸越僵硬、成年人脊柱侧凸越柔软，进展的风险越大。

(7)性别：女孩更容易患脊柱侧凸，特别是度数较大的侧凸。

(8)家族史阳性者。

(9)脊柱较为细长者。

(四)诊断

1.筛查

本病的主要筛查对象为10～14岁的在校学生。

(1)需要进一步检诊的患儿数量较多。

(2)其中约有1/3小儿具有不同程度的侧弯。

2.病史

年龄、性别、初潮时间、有无疼痛、家族史。

(1)30%的青少年特发性脊柱侧凸患儿存在疼痛。

(2)女孩生长高峰期为11～12岁,男孩为13～14岁。

3.体格检查

(1)视诊

1)双肩高度、乳房、腰或骨盆不对称。

2)肩胛骨或肋骨突出。

3)胸椎后凸消失。

4)Adams前屈试验:患者弯腰至90°,在弯腰过程中,注意脊柱两侧不对称及胸弯、腰弯的旋转畸形(剃刀背畸形)。

(2)测量

1)使用脊柱侧凸计(Scoliometer)测量肋骨突出程度(脊柱前屈时旋转畸形的大小)。

2)经 C_7 放一铅垂线,观察是否通过臀沟,以此判断冠状面平衡情况。

3)有无双下肢不等长。

(3)神经功能检查

1)腱反射(深反射)。

2)腹壁反射(浅反射):从外向内轻划两侧腹壁,检查肚脐的移动是否对称。肚脐向两侧移动不对称提示可能存在神经中枢病变。

4.X线检查

(1)Cobb角:测量侧凸大小。确定侧凸的上、下端椎,沿上端椎的上终板或两侧椎弓根的上(下)界画一条线,再沿下端椎的下终板或椎弓根画另一条线,做两条线的垂线,其交角即为Cobb角。

(2)Risser征:提示髂骨骨骺的骨化程度,该处骨骺从髂前上棘向后逐渐骨化,骨骺与髂嵴完全融合Risser征为5,Risser征为4表明脊柱生长已结束。

(3)标记骶中线、判定稳定椎。

(4)观察脊椎环形骨骺影,如已经融合提示脊椎生长完全停止。

(5)测量骨龄:摄左腕和左手X线片,使用Greulich-Pyle图谱评定骨龄。

5.肺功能测试

侧凸大于70°会引起肺活量降低,特别是合并有胸椎后凸减小的侧凸。

6.进行MRI检查的指征

(1)神经功能受损。

(2)脊柱先天性畸形。

(3)儿童、婴幼儿脊柱侧凸。

(4)脊柱侧凸快速进展。

(5)存在脊柱裂的皮肤表现。

(五)治疗

1.治疗目标

(1)阻止侧凸进一步发展和维持脊柱平衡。

(2)维持呼吸功能。

(3)减少疼痛和防止神经功能损伤。

(4)畸形矫正。

2.非手术治疗

(1)大多数脊柱侧凸患者没有严重到需要治疗的程度。

(2)非手术治疗适用于未成年人侧凸＜25°以及成年人侧凸＜50°的患者。

1)第一次就诊3个月后复查X线片,侧凸＜20°患者此后每6～9个月复查一次,侧凸＞20°患者复查间期为每4～6个月。

2)侧凸进展的标准:侧凸＜20°者度数增大超过10°,大于20°者度数增大超过5°。

(3)锻炼:只能作为其他治疗方法的一种辅助措施,主要适用人群是肥胖、腰背痛、腰椎前凸加大、患儿后凸柔韧度较好、躯干和肢体肌肉紧张的患者。

(4)佩戴矫形器:主要用于Risser征为3或更低的发育未成熟患儿,初诊时侧凸大于30°或侧凸大于25°且有明显进展者。

1)不能用于颈胸段侧凸和胸椎后凸减小者。

2)目的是防止进一步进展:依从性好的患儿中85%治疗后侧凸会停止发展并有纠正(矫正率约为50%),但是支具治疗停止后大多数患儿侧凸角度会反弹回原有度数±5°左右。

3)支具佩戴方法:必须每天佩戴23小时直到初潮后2年或Risser征达到4级,此后1年逐步去除(也有间断佩戴的报道)。

4)支具类型:①胸腰骶支具(Boston支具):适用顶椎最高为T8的侧凸、适用于所有侧弯类型,依从性中等;②Charleston支具:适用于胸腰弯和腰弯(25°～35°),依从性较高;③颈胸腰骶支具(CTLSo)(Milwaukee支具):适用于顶椎在T_7以上的胸弯,依从性很差。

(5)电刺激疗法已被摒弃。

(六)特发性脊柱侧弯的手术治疗

1.手术适应证

(1)生长期儿童,侧凸进展大于40°。

(2)支具治疗失败。

(3)成年人侧凸进展大于50°。

2.治疗目标

(1)维持脊柱和骨盆的平衡比侧弯矫正更重要。

(2)防止呼吸功能减退。

(3)防治腰背痛。

(4)美容考虑。

3.后路手术融合节段的选择

(1)各种侧弯类型(按 King 分型)融合节段选择

1)Ⅰ型(S形弯曲,腰弯较大且柔韧性较差):胸、腰弯均融合,但是不能低于 L_4。

2)Ⅱ型(S形弯曲,胸弯较大且柔韧性较差):只融合胸弯,向下至稳定椎。

3)Ⅲ型(胸主弯,腰弯没有超过中线):只融合胸弯,向下至稳定椎。

4)Ⅳ型(长胸弯且 L_4 倾斜亦在侧凸内):融合整个侧凸,向下至稳定椎,为 L_4 或 L_3。

5)Ⅴ型(双胸弯):融合双弯,从 T_1~T_2 至稳定椎,特别是左肩高于右肩时。

(2)远端融合节段的选择

1)应到达 Harrington 稳定区,该区域是经由骶骨椎弓根两条垂线内的范围。

2)应到达中立椎,即没有旋转的椎体。

3)一般来讲,远端融合节段选择稳定椎,骶中线平分的椎体即为稳定椎。

4)如果可能,向下融合不要超过 L_4 以保留远端运动节段。

5)对Ⅰ型和Ⅳ型侧凸来说,如果 Bending 像上显示下端椎无旋转并进入 Harringtong 稳定区之内,远端融合节段可终止于稳定椎的上一节段。

6)如果术前 T_{12}~L_1 交界区有后凸存在而融合向下止于 T_{12} 的话,那么术后很容易出现交界区后凸畸形。

7)为防止术后出现冠状面失代偿,特别是在Ⅱ型侧弯,应避免对胸弯进行过度矫正。

8)对Ⅳ型侧凸,下方融合节段可选择稳定椎的上一节段。

(3)上方融合节段的选择

1)如果术前存在胸椎后凸角度减小,上钩放置的节段要高一些以纠正矢状面畸形。

2)如果上胸弯是结构性的、T_1 不平且左肩较高,那么上胸弯要进行融合。

4.前路矫形融合手术适应证

(1)孤立的、柔韧性较好、无后凸畸形、短的胸腰弯或腰弯可以进行前路矫形融合内固定术,前路器械有 Zielke 棒、TSRH、Isola 和 Moss-Miami 矫形系统。融合节段只包括结构性侧弯范围内的椎体。进行腰椎前路融合时,保留腰椎前凸很重要。

(2)下述情况的胸弯可以应用前、后路联合手术

1)超过 90°的严重侧弯、僵硬且失平衡。

2)存在发生曲轴现象的高危因素:Risser 征为 0、Cobb 角>60°和顶椎旋转>20°。

3)术式一般为前路椎间盘切除融合、后路融合内固定术。

5.各种矫形内固定系统

(1)Harrington 棒矫形原理是撑开凹侧、压缩凸侧,但对矢状面矫形效果不好。

(2)Drummond 技术是 Harrington 和 Luque 技术的结合,将 Harrington 棒放在凹侧,而 Luque 棒放在凸侧,两棒均使用棘突钢丝进行节段固定。

(3)Luque 技术是使用椎板下钢丝进行节段性固定,对麻痹性脊柱侧凸或胸椎前凸畸形明显的患者仍有用(Luque-Galveston 技术可用来矫正骨盆倾斜)。

(4)多钩矫形技术，如 Cotrel-Dubousset、TSRH、Isola、Moss-Miami 系统等。

1)畸形矫正能力更强，纠正冠状面、矢状面失平衡的效果更好。

2)可使用旋棒技术，也可使用悬臂梁平移技术进行矫形，再使用多钩或螺钉进行节段性内固定。

3)无论使用何种脊柱内固定矫形技术，手术本身的目标必须牢记，那就是要获得坚固的融合及脊柱平衡。

4)进行坚强的内固定具有很多优点，比如能多保留脊柱远端运动节段、术后不需佩戴支具，也有利于促进术后康复。

(5)胸/腰椎椎弓根螺钉系统：脊椎的三柱都能够控制，能纠正脊椎的旋转畸形。

(6)前路内固定矫形系统有 Zielke、TSRH、Moss-Miami、前路 ISOLA 及 Kaneda 系统。

1)大多数用于胸腰弯或腰弯的矫形。

2)与后路手术相比，前路矫形内固定能多保留一到两个活动节段。

3)可以进行内镜下前路手术。

4)降低了手术并发症发生率。

6.手术方法

(1)使用术中自体血回输系统。

(2)进行脊髓功能检测并进行唤醒试验或运动诱发电位监测。

(3)融合技术。

1)骨膜下剥离直到横突尖。

2)去皮质、清除关节突关节软骨。

3)取髂骨进行自体骨移植，或使用胸廓成形术所切除的肋骨。

(4)内固定技术：目前大多数矫形内固定系统使用椎弓根螺钉，因此要掌握椎弓根螺钉技术。

7.术后处理、疗效及并发症

(1)术后不需要佩戴支具。

(2)患者循序渐进进行功能锻炼，直到 6～12 个月完全康复。

(3)根据使用的矫形内固定系统不同，畸形的矫正率为 50%～75%不等。

(4)融合节段低于 L_3 增加术后腰背痛的风险。

(5)后路手术有 5%～19%的翻修率。

(6)其他并发症

1)迟发性感染：感染率为 1%～7%，要取出固定物并抗感染治疗。

2)迟发手术部位疼痛：发生率 5%，要取出内固定。

3)假关节形成：发生率 3%，需进行假关节形成部位加压并植骨。

三、特发性婴幼儿脊柱侧凸

1.概述

本病通常在婴儿期 2～3 个月时发现，男孩比女孩发生率更高，英国比美国更常见，90%为左胸弯。

2.预后

(1)60%～70%会自行消失。

(2)根据侧凸发展情况可分为两种。

1)良性侧凸:起病时一般大于1岁、双弯、柔韧性好。

2)恶性侧凸:1岁后发病、为胸弯、侧凸僵硬。

(3)如果Iehta角(肋一椎角)<20°、且后前位片上顶椎凸侧的肋骨头与椎体无遮叠(Ⅰ期),那么预后较好;如果顶椎凸侧肋骨头遮叠椎体(Ⅱ期),那么预后较差。

3.治疗

超过30°的侧凸需要佩戴支具治疗。如果侧弯进行性发展,建议手术治疗,术式包括皮下延长棒或可抽出棒(telescoping rod)非融合手术治疗,或进行前后路联合融合术。

四、特发性儿童脊柱侧凸

(1)最常见为右胸弯。

(2)根据侧凸是否进展选择治疗方法:1/3观察、1/3佩戴支具治疗、1/3需要手术。

(3)如果超过30°需要佩戴支具,支具治疗无效侧弯进展>45°需要手术治疗,特别是进入青春期。

五、先天性脊柱侧凸

病因为脊柱分节障碍、形成障碍,或两者均有。可能并发其他畸形,如泌尿生殖系统矫形。

六、成人脊柱侧凸

1.概述

(1)成人脊柱畸形僵硬度高。但即使侧凸角度已超过50°,侧凸仍可能会进展,每年可能加重1°～2°。腰椎侧凸进展的危险因素包括:①腰椎向侧方滑移,或旋转滑移;②顶椎旋转畸形重。

(2)可能合并有椎管狭窄、椎间盘疾病及骨质疏松症,椎间盘及椎体两侧高度的不对称丢失会增大Cobb角。

(3)成人脊柱侧凸引起疼痛的原因可能是多因素的

1)因为肌肉疲劳的缘故,疼痛通常位于侧弯的凸侧,然后会因为凹侧关节突关节蜕变引起凹侧疼痛。

2)如果腰弯超过45°,腰痛发生的可能性增加。

3)需要排除其他引起疼痛的疾病,例如腹主动脉瘤、肾结石、肿瘤及椎间盘疾病和椎管狭窄。

4)单纯疼痛而无侧凸进展,极少成为手术指征。

(4)凹侧可能因神经根受压引起坐骨神经痛。

(5)侧凸引起的呼吸功能受累可能会引起呼吸困难、肺性高血压、肺心病。

(6)成年人往往存在其他内科疾病,使得手术风险增大。

2.评估

(1)仔细询问病史并查体,并与既往的检查结果对照。

(2)X线检查:站立位脊柱全长正位片和侧位片来测量侧凸角度,所拍摄的X线片应与以前的X线片结果进行对照以了解侧凸进展情况,Bending片检查对术前判断脊柱的柔韧性很有帮助。如患者有神经受压临床症状,可进一步行CT脊髓造影检查或MRI检查。

(3)某些病例可进行椎间盘造影检查确定疼痛来源。

(4)Ferguson位X线检查:检查腰骶交界区特殊体位的X线检查,检查时射线头侧倾斜30°并对准L_5～S_1交界区。

3.治疗

(1)非进展性侧凸引起的局部腰背痛可使用非手术治疗,治疗方案与腰痛的常规治疗原则相同,包括短期休息、非甾体抗炎药、肌肉拉伸运动、锻炼和神经阻滞治疗。

(2)佩戴支具有时对缓解腰痛有用,但不能用于坐骨神经痛、侧凸进展及患者存在呼吸功能受累的情况。

(3)手术适应证:进展性胸弯或胸腰弯超过50°～60°侧凸伴持续腰背痛及坐骨神经痛、呼吸功能受损进行性加重。

(4)手术技术

1)柔韧性相对较好的胸弯或平衡的双主弯可行后路内固定矫形及融合术。

2)僵硬及严重失平衡的胸弯(超过80°)需要进行前路松解和融合,然后再行后路矫形融合内固定。

3)柔韧性相对较好的胸腰弯或腰弯可行前路融合固定(无后凸畸形、侧凸范围限于T_{10}～L_4)。

4)超过75°的严重、僵硬并存在后凸的胸腰弯或腰弯需行前路松解、融合,再联合行后路融合及内固定。

5)合并有神经根性症状的退行性脊柱侧凸需行后路椎板切开探查减压,椎弓根螺钉内固定融合,伴或不伴前路融合。

(5)并发症

1)发生率较青少年脊柱侧凸高,特别是肺部并发症。

2)前后路联合手术假关节形成的发生率低于单纯后路手术。

3)对腰椎来说,如果后路手术矫形使用牵张力量或者前路手术过度加压,有可能引起术后平背综合征(腰前凸丧失)。维持腰椎的前凸及脊柱矢状面平衡非常重要。

4)感染:发生率0.5%～8%,后路手术更常见。

5)神经并发症:发生率1%～5%,前后路联合手术更多见。

6)肺栓塞:发病率1%～20%。

七、神经肌肉型脊柱侧凸

1.概述

(1)支具治疗不能阻止此型脊柱侧凸的自然进程。

(2)比较小的该型侧凸往往需要很长节段的融合。

(3)往往需要多钩、多螺钉固定,也可行椎板下钢丝节段性Luque手术。

(4)并发症发生率较高。

2.脑瘫

(1)由于两侧椎旁肌力量不平衡而引起脊柱侧凸。

(2)手术指征:侧弯超过50°。

(3)手术融合节段。

1)对可行走的患者,从近端稳定椎融合至远端稳定椎。

2)对不能行走的患者,从 T_2 融合到骨盆。

3.脊髓脊膜膨出

(1)先天缺陷引起脊膜和脊髓暴露在外,可能存在大小便及肢体运动和感觉障碍。

(2)发病率1/1000,与怀孕期缺乏叶酸有关。

(3)15%患者对乳胶过敏。

(4)由于患者往往存在神经功能受损,需行MRI检查。

(5)手术:坐姿维持困难或压疮进行性加重的患者需要手术治疗脊柱畸形,往往需要前后路联合手术。

(6)出现脊柱畸形原因:先天性、肌力不平衡、脊髓栓系、脑积水。

4.脊髓性肌肉萎缩

(1)由于脊髓前角神经元功能病变引起进展性肌肉无力。

(2)分三型

1)Ⅰ型(Werdnig-Hoffman病):新生儿期即发病,2岁死亡。

2)Ⅱ型:5~6个月发病。

3)Ⅲ型:3岁前发病,15岁时由于进行性肌肉萎缩无力患者丧失行走能力。

(3)手术:脊柱侧凸进行性发展可考虑手术,侧弯大的年轻患者应行前后路联合手术,侧弯小的老年患者仅行后路手术。

5.Duchenne肌营养不良

(1)为X连锁的隐性遗传疾病。

(2)一般在患者因疾病进展丧失行走功能,需要坐轮椅之后才由于肌肉力量失平衡出现脊柱畸形。

(3)手术进行全身麻醉时发生恶性高血压的可能性很高。

(4)术前需要仔细检查肺功能及心脏功能。

(5)手术:进展达到25%~30%的患者需要手术,使用后路 T_2 到骶骨融合术。

第七节　脊柱后凸畸形

一、概述

1.大体解剖

(1)正常情况下颈椎存在生理前凸、胸椎存在生理后凸、腰椎存在生理前凸。

(2)正常情况下矢状面铅垂线(经齿状突)应经过 C_7~T_1、T_{12}~L_1 以及骶骨(S_1)后部。

2.正常的胸椎后凸

20°～45°,平均为34°。

3.正常的腰椎前凸

40°～60°,2/3的前凸角度位于L_4～L_5和L_5～S_1节段。

二、生物力学

(1)压缩暴力引起前柱破坏,牵张力引起后柱破坏。

(2)后方结构对抗脊柱的牵张力,在对抗牵张力方面,椎板和黄韧带要强于关节突关节、关节囊和棘间韧带。

(3)脊柱后凸畸形一旦出现,会进一步使重力力臂增加,失代偿进一步加剧。

(4)畸形引起的偏心负荷会影响脊柱的软骨生长。①压力会降低脊柱前方的生长;②张力会增加脊柱后方的生长,两方面的因素综合作用将使后凸加大。

三、分型

(1)姿势性。

(2)先天性:①脊椎形成缺陷;②脊椎分节障碍;③混合型,既有形成障碍,又有分节障碍。

(3)Scheuermann病。

(4)神经肌肉型后凸。

(5)脊髓脊膜膨出:①发育性(晚期出现瘫痪);②先天性(出生即有神经功能障碍)。

(6)创伤性后凸因骨、韧带和(或)脊髓损伤引起。

(7)手术后继发椎板切除术后、椎体切除术后。

(8)放射治疗后。

(9)代谢性:①骨质疏松:分为老年型、青少年型;②骨软骨病;③成骨不全。

(10)骨骼发育不良:①软骨发育不全;②黏多糖疾病;③神经纤维瘤病。

(11)风湿类疾病、强直性脊柱炎:Marie-Strumpell病。

(12)肿瘤性:良性肿瘤、恶性肿瘤(原发、转移瘤)。

(13)炎症和感染。

四、各类脊柱后凸畸形的诊治

(一)姿势性后凸

在青少年和青年中多见,表现为圆背畸形,后凸畸形较轻(40°～60°),后凸平滑且柔韧度好,无显著影像学改变。

(二)先天性后凸

1.可能是单节段也可能是多节段

(1)Ⅰ型:①脊椎形成障碍(半椎体畸形);②畸形进展并出现神经症状的风险高、预后较差;发生在较高脊柱节段的畸形比较低节段的预后更差。

(2)Ⅱ型:分节不全,椎体间有骨桥(bar)相连。

(3)Ⅲ型:Ⅰ型和Ⅱ型畸形均存在。

2.治疗

(1)非手术治疗效果不佳。

(2)手术治疗

1)Ⅰ型后凸:发病年龄在1～5岁,后凸<50°,可行后路原位融合;如果年龄较大,后凸>50°,则行前、后路联合融合,其矫形和矫形的维持更好、假关节形成率较低。前、后路联合松解矫形术:松解所有的前方栓固结构,包括前纵韧带、椎间盘和终板、后纵韧带,术中撑开、纠正畸形,取肋骨、腓骨或髂嵴支撑植骨,同期或二期后路融合手术,使用内固定器械行后方加压。术后建议佩戴支具。

2)Ⅱ型畸形:如果后凸<55°,可只行后路融合术;对严重的畸形,在行后路融合术后,可再行前路截骨、矫形、融合术;不建议行骨牵引术,因为有可能引起截瘫。

(三)Scheuermann病(少儿型后凸)

Scheuermann病的影像学表现于1920年首先被报道,发病率为0.4%～8.3%,但是只有1%需要治疗。

1.病理生理机制

尚不清楚,有以下可能的致病因素。

(1)有家族倾向但没有遗传相关性。

(2)椎体终板胶原萎缩和骨化迟缓是特征性改变。

(3)骨质疏松。

(4)营养缺乏。

(5)也有人认为是因为生物力学机制改变、肌肉无力引起,但尚无科学证据证明。

1)脊柱的生长中心靠近椎体终板(不是周缘骨骺环),轴向负荷作用下,前部骨骺生长迟缓,后部骨骺因为牵张力作用而肥大、生长迅速。

2)后凸畸形发生后,引起负重力臂异常改变,脊柱的屈曲力量强于后伸力量,使得后凸进一步加大。

2.病理解剖

(1)前纵韧带变厚挛缩。

(2)椎体楔形变。

(3)髓核改变,向前方突出并可能进入椎体松质骨内(Schmorl结节)。

3.临床表现

(1)发病年龄常见于12～14岁,男女发病率无显著差异。

(2)畸形是最常见的主诉。

(3)在前来就诊的患者中只有50%存在疼痛症状,如果畸形范围包含腰椎在内,则出现疼痛症状的可能性增高。

(4)一些患者会在后期发生腰椎退行性骨关节炎。

4.体格检查

胸椎后凸增加(较为僵硬)、腰椎和颈椎代偿性前凸、圆肩、头向前倾、腘绳肌常可见肌肉紧张以及挛缩、30%患者存在轻度脊柱侧凸。

5.影像学表现

(1)早期:①软骨内成骨异常;②终板不规则;③椎间隙狭窄;④Schmorl 结节。

(2)中期:①椎体楔形变;②后凸增大超过 45°;③在后凸顶椎区域有 3 个及以上椎体出现超过 5°的前方楔形变(Sorenson 标准)。

(3)晚期:出现脊柱退行性改变,骨赘形成、关节突关节肥大。

(4)站立侧位片、仰卧位脊柱过伸位片判断后凸的僵硬度。

6.治疗

(1)畸形程度轻、症状不明显的患者,观察治疗。

(2)佩戴支具适应证

1)椎体楔形变超过 5°。

2)后凸角度为 45°～65°,预计生长发育尚存 1～2 年:顶椎位于 T_9 节段以上者,使用 Milwaukee 支具;顶椎位于 T9 节段以下及胸腰段者,使用胸腰骶椎支具(TLSO)。

3)使用支具治疗 6～12 个月,后凸及椎体楔形变可能会有 40%的改善。

4)骨骼发育成熟后停止佩戴支具,但 10 年后矫形效果可能丢失。

(3)锻炼:骨盆活动锻炼、加强腹壁力量、锻炼脊柱柔韧性、胸椎伸展锻炼,是治疗的重要组成部分。

7.手术

(1)适应证

1)生长发育期已结束、畸形严重并持续存在疼痛:一般后凸>75°、连续 3 个或 3 个以上椎体楔形变超过 10°。

2)坚持佩戴支具 6 个月后无效。

3)存在神经症状或体征。

(2)手术方法

1)单纯后路融合内固定,指征:后凸角度<75°,Bending 像上纠正后曲度下降至 50°以下。内固定范围也包括整个后凸区域,远端应包括一个进入前凸的脊椎(一般为 L_1 或 L_2)。

2)前路融合(经胸入路)联合后路融合内固定:后凸角度>75°、Bending 像上后凸的矫正很小(曲度>50°)。

(3)术后处理:佩戴 TLSO 支具 6～9 个月,直至获得坚强融合。

(4)并发症

1)假关节形成及内固定失败(单纯后路手术发生可能性较大)。

2)矫形丧失。

3)感染。

4)经胸手术肺部并发症。

5)神经功能受损。

(四)神经肌肉型脊柱后凸

(1)常存在一些并发症

1)脊髓灰质炎。

2)脊髓前角细胞病(脊髓性肌萎缩)。

3)脑瘫。

4)Charcot-Marie-Tooth 病。

5)肌营养不良。

6)Fredreich 共济失调。

(2)其发病机制为脊柱后伸肌力下降引起脊柱后凸。

(3)自然史:骨骼发育成熟后,后凸仍会发展。

(4)治疗

1)佩戴支具一直到患者 11～12 岁,以获得较充分的脊柱发育及坐高。

2)后凸较轻、柔韧性较好的患者可行后路融合内固定。①与 Luque 椎板下钢丝技术相比,能进行脊柱加压操作的内固定系统纠正后凸畸形效果更佳;②后凸较重、比较僵硬的患者可行前、后路联合手术进行矫形融合内固定。

(五)脊髓脊膜膨出后凸

(1)先天性:由于小儿骨量少以及其他一些问题,一般不建议出生时即进行矫形手术。

(2)3～5 岁时再进行脊髓脊膜的相关神经外科手术治疗,并同时纠正脊柱后凸畸形。后方器械内固定范围应到顶椎上下 2～3 个椎体,术后佩戴支具 6～9 个月。

(六)麻痹性脊柱后凸

(1)由于脊柱的后伸肌群(骶脊肌和腰方肌)向前移位反而增大脊柱的屈曲力,因此后凸畸形呈进行性发展。

(2)治疗

1)畸形较轻的年幼患者使用支具治疗。

2)后路融合术要求融合到骶骨。

3)严重患者行前后路联合手术,先前路松解融合,再行后路融合以及内固定器械加压纠正畸形并融合。

(七)创伤后脊柱后凸畸形

(1)严重压缩骨折、爆裂骨折或骨折脱位引起的后凸畸形,可创伤后即出现,也可晚期出现。

(2)常见于不稳定性脊柱骨折不恰当地使用非手术治疗。

(3)症状主要有后凸畸形、疼痛,有些还具有神经功能受损。

(4)治疗

1)如果畸形引起的疼痛较轻,并能较好控制,可进行观察及非手术治疗。

2)常使用的术式是前、后路联合手术。①如果术中后凸矫形充分、内固定稳定性好,可单行前方减压、内固定融合;②如果没有神经功能受损,可单行后路经椎弓根截骨术。

(八)手术后继发脊柱后凸

(1)常见于脊髓肿瘤或脊髓空洞椎板切除术后。

(2)因此,如果进行了较广泛的椎板切除,建议术中同时行融合术。

(3)严重的畸形需要前后路联合手术。

（九）感染性脊柱后凸

（1）可能为结核性感染、也可能为化脓性感染。

（2）胸腰段为最易发部位。

（3）治疗

1）较长时间静脉使用抗生素治疗、佩戴支具。

2）前方病灶清除及融合术适应证。①药物治疗无效；②多节段受累；③脊髓受压；④脓肿形成。

3）进行性后凸需要前后路联合手术。

（十）风湿性疾病引起的脊柱后凸（强直性脊柱炎）

（1）腰椎、颈椎前凸丧失，胸椎后凸增加。

（2）要注意分清最主要的致畸部位。

（3）首先应该纠正髋关节挛缩畸形，髋部畸形纠正后有可能可以避免脊柱手术。

（4）如果腰椎前凸明显丧失，可行腰椎截骨术，截骨手术类型如下。

1）Smith-Perterson 前方张开、脊柱后伸截骨术：①最常选择的截骨部位是 L_2～L_3 和 L_3～L_4 同时行内固定及融合；②截骨的度数根据站立位脊柱屈曲畸形的角度确定；③截骨的旋转点位于椎管的前方、后纵韧带和椎间盘交点处。

2）经椎弓根截骨术：①不会牵张前柱；②为脊柱的闭合楔形截骨，缩短脊柱，损伤神经结构的风险较低；③先切除椎板、峡部及椎弓根，再行椎体的楔形切除。

（十一）平背综合征

1.病因

腰椎牵张、丧失正常生理前凸，既往见于 Harrington 手术之后；或在腰椎前凸减小甚至消失的情况下进行了腰椎其他一些融合手术。

2.临床表现

（1）矢状面失平衡。

（2）腰背痛、下肢牵涉痛。

（3）融合的后凸区域上下节段“转换区综合征”（译者注：即融合部位邻近节段病变）。

（4）代偿性髋、膝屈曲挛缩。

3.非手术治疗方法

非甾体抗炎药、理疗、腰椎活动度锻炼、止痛治疗。

4.手术

进行腰椎截骨术以重建脊柱矢状面平衡，各种截骨术式如下。

（1）经椎弓根截骨。

（2）Smith-Peterson 截骨术。

第八节　颈椎病

颈椎病(CervicalSpondylosis)是一种退行性疾病。中老年人发病居多,男性多于女性。但近年来年轻患者有增多趋势,可能与长期低头、伏案等工作性质或生活习惯有一定联系。按照全国颈椎病专题研讨会(1992年,青岛)上有关专家所达成的共识,颈椎病被定义为:由于颈椎椎间盘退行性改变及继发病理改变(如椎体骨赘形成)等因素累及相邻组织结构(神经根、脊髓、椎动脉及交感神经等)并产生相应临床表现的一类疾病。

颈椎病根据受累组织结构及临床表现的不同被划分为几种不同类型。目前比较常用的分型主要包括:①神经根型:以神经根受压并出现神经根支配区感觉及运动功能异常(肩背部及上肢疼痛、麻木、无力等)为主要临床表现;②脊髓型:以脊髓受压并出现脊髓功能障碍(肢体无力、动作不灵活、步态不稳及二便异常等)为主要临床表现;③交感神经型:以颈部交感神经受累,出现交感神经功能紊乱为主要临床表现;④椎动脉型:以椎动脉受压,并由此造成脑基底动脉供血不足为主要临床表现。有时上述两种或两种以上类型的临床表现并存,可被诊断为混合型颈椎病。

一、神经根型颈椎病

(一)诊断

1.症状

①神经根受压所致症状:放射性上肢痛;手臂麻木;手臂无力。②颈肩部疼痛或不适症状。

2.体征

颈部僵直,活动受限;颈部肌肉痉挛,受累节段颈椎棘突压痛;呈受损神经根支配区分布的感觉减退,手或上肢肌力减弱;颈椎神经根牵拉试验阳性;Spurling征阳性。

3.影像学检查

①X线平片显示椎间隙狭窄、椎间孔狭窄、椎间关节失稳;椎体后缘或钩椎关节增生;颈椎生理曲度异常。②CT或MRI检查显示椎间盘突出及神经根受压征象;有时可见硬膜囊受压及异常骨化现象。

4.临床电生理检查

①肌电图;②体感诱发电位。

5.排除其他疾病

①周围神经损害;②糖尿病性神经炎;③动脉硬化症。

(二)治疗

1.非手术疗法

多数病例可获得疗效,常用方法包括:①卧床休息、理疗、牵引;②药物;③颈部支具固定。

2.手术疗法

1)指征:非手术治疗无效者;出现明显感觉及运动功能障碍者。

2)手术方式:椎间盘切除及植骨融合固定术;人工椎间盘置换术;神经根松解术。

二、脊髓型颈椎病

（一）诊断

（1）中年以上发病较多，但也可见于年轻患者；发病缓慢，逐渐加重。

（2）典型者先出现双下肢无力、步态不稳等症状，可伴上肢麻木、无力及双手不灵活；随病情逐渐加重，可出现不能站立、生活不能自理、大小便障碍甚或失禁。

（3）临床体征：常见锥体束征，下肢及上肢肌张力增高，四肢生理反射亢进；出现受累水平以下躯干感觉减退平面；Hoffman 征（＋），Babinski 征（＋），髌阵挛、踝阵挛（＋）。单侧脊髓受压严重者可表现为 Brown-Sequard 综合征。

（4）X 线表现：颈椎蜕变，骨质增生，椎间隙狭窄，颈椎曲度或顺列改变。

（5）MRI 检查：椎间盘突出、韧带肥厚、脊髓受压。脊髓受压严重部位有时可见脊髓内信号改变。

（6）CT（平扫及矢状位重建图像）检查：颈椎骨质增生、后纵韧带或黄韧带骨化、椎管形态改变。

（7）排除其他疾病：①运动神经元病；②脊髓炎及椎管内其他病变。

（二）治疗

1.非手术疗法（同神经根型颈椎病）

用于症状轻微患者，或因各种因素不能耐受手术者。

2.手术治疗

手术方式包括：①前路减压及植骨固定术；②前路减压及人工椎间盘置换术；③后路椎板成形（椎管扩大）术；④后路椎板减压及固定术。

三、交感型颈椎病

（一）诊断

1.症状

①有时与椎基底动脉供血不足有关。常见症状包括头痛，头晕，眼部不适或视力异常，出汗异常，心慌、恶心或呕吐，猝倒等。②颈肩部疼痛或不适症状。③睡眠或情绪改变，记忆力减退。

2.体征

颈部活动常受限，尚无具有诊断意义的特殊体征。

3.影像学检查

①X 线表现为颈椎蜕变；颈椎生理曲度改变；椎间关节失稳征象常较明显。②CT 及 MRI 可见伴有椎间盘突出及硬膜囊受压征象。

4.其他辅助检查

①MRA 可显示椎动脉走行情况；②椎动脉造影；③椎动脉超声检查。

5.排除其他疾病

①耳源性及眼源性眩晕；②神经官能症及颅内病变；③动脉硬化症。

（二）治疗

1.非手术治疗

本法适用于多数患者。常用方法包括：①卧床休息、理疗；②药物；③颈部支具固定；④颈部肌肉锻炼;⑤颈椎管内硬膜外封闭。

2.手术治疗

①手术指征:具有明显发作性眩晕或猝倒症状,非手术治疗无效;颈椎椎间关节显著失稳且有证据表明其与临床症状发作有关。②手术方式:以颈椎固定及融合为主要目标。

四、上颈椎畸形半脱位

(一)诊断

1.症状

可出现高位颈脊髓病症状,严重者可出现呼吸抑制等。

2.体征

似脊髓型颈椎病,感觉及运动障碍于面往往更高。

3.X线表现

可见寰枢椎半脱位、寰枕融合或颅底凹陷等畸形。

4.MRI

可见因寰枢椎半脱位所致枢椎齿状突压迫脊髓或延髓的征象。

5.CT

可观察寰枢椎半脱位及椎管形态的改变。

(二)治疗

1.保守治疗

仅适用于早期症状轻微患者。

2.手术治疗

根据具体情况采用上颈椎固定融合术或枕骨-颈椎固定融合术。

参 考 文 献

[1]白建刚,饶红霞.生长抑素临床应用进展[J].中国药事,2008,22(9):823-824.

[2]曹伟新,李乐之.外科护理学[M].北京:人民卫生出版社,2008:94-113.

[3]柴彩凤,清洁灌肠操作护理技术进展[J].河南外科学杂志,2008,14(2):140-141.

[4]陈淑英,阮洪,程云.现代实用护理学[M].上海:复旦大学出版社,2006.

[5]陈小华.浅谈疼痛患者的心理护理[J].中国保健医学研究版,2008,16(21):1069.

[6]丁炎明,孙燕.实用泌尿外科护理及技术[M].北京:科学出版社,2008.

[7]董加萍,成人疼痛评估方法与疼痛护理新进展[J].中国现代医生,2008,46(19):42-43.

[8]赵丽编著.疾病护理常规:陕西科学技术出版社,2006:10.

[9]张和振.实用神经内科学.北京:中国科学技术出版社,2005:117-122.

[10]史玉泉.实用神经病学(第2版).上海:上海科学技术出版社,2004: 919.

[11]吕淑兰,曹缵孙,陈晓燕.神经肽与功能性下丘脑闭经的相关性研究,中国实用妇科与产科杂志,2001,16:560.

[12]顾美姣,戴钟英,魏丽惠.临床妇产科学.北京:人民卫生出版社,2002,675-706.

[13]曹泽毅.中华妇产科学(第2版).北京:人民卫生出版社,2004:2413-2421.

[14]于传鑫,李镛珐.实用妇产科学(第2版).上海:复旦大学出版社,2004:81-109.

[15]李宁.护理诊断手册.北京:科学技术文献出版社,2011.

[16]曹伟新,李乐之.外科护理学(第4版).北京:人民卫生出版社,2006.

[17]娄湘红,杨晓霞.实用骨科护理学.北京:科学出版社,2006.

[18]胡亚美,江载芳.实用儿科学(第7版).北京:人民卫生出版社,2002.

[19]胡大一,马长生.心脏病实践-2001(第1版).北京:人民卫生出版社,2001.

[20]马长生,盖鲁粤,张奎俊,等.介入心脏病学(第1版).北京:人民卫生出版社,1998.

[21]程留芳.食管静脉曲张破裂出血内镜下治疗的评价与展望.中华消化杂志.2007,27(4):255-256.

[22]刘运祥,黄留业.实用消化内镜治疗学.北京:人民卫生出版社,2002.

[23]陈香美.现代慢性肾衰治疗学(第1版).北京:人民军医出版社。2001.

[24]马鸿杰,刘梅.临床血液透析学.天津:科学技术出版社,2001.

[25]孙燕,周际昌.临床肿瘤内科手册(第4版).北京:人民卫生出版社,2003.

[26]董志伟,谷铣之.临床肿瘤学.北京:人民卫生出版社,2006.

[27]封国生,黎前德,高宏,等.肿瘤外科学.北京:人民卫生出版社,2007.